Fatma Laamouri

Les étapes pré-implantaires en prothèse complète

Fatma Laamouri

Les étapes pré-implantaires en prothèse complète

Presses Académiques Francophones

Imprint
Any brand names and product names mentioned in this book are subject to trademark, brand or patent protection and are trademarks or registered trademarks of their respective holders. The use of brand names, product names, common names, trade names, product descriptions etc. even without a particular marking in this work is in no way to be construed to mean that such names may be regarded as unrestricted in respect of trademark and brand protection legislation and could thus be used by anyone.

Cover image: www.ingimage.com

Publisher:
Presses Académiques Francophones
is a trademark of
International Book Market Service Ltd., member of OmniScriptum Publishing Group
17 Meldrum Street, Beau Bassin 71504, Mauritius

Printed at: see last page
ISBN: 978-3-8416-3547-1

Zugl. / Agréé par: Monastir, Faculté de Médecine dentaire de Monastir,2013

Copyright © Fatma Laamouri
Copyright © 2015 International Book Market Service Ltd., member of OmniScriptum Publishing Group
All rights reserved. Beau Bassin 2015

LES ETAPES PRE-IMPLANTAIRES EN PROTHESE COMPLETE

Réalisée par docteur LAAMOURI Fatma épouse KESSENTINI

SOUS L'ENCADREMENT DE :
Professeur BEN RHMA Ali
Docteur MASMOUDI Karim

Sommaire

Introduction 7

1ère consultation

I. Examen médical de la santé générale 9
   1. Trouble de l'hémostase 9
   2. Maladies osseuses 10
      2.1. Polyarthrite rhumatoïde auto-immune 10
      2.2. Ostéoporose 10
      2.3. Patients ostéoporotiques sous bisphosphonates 11
      2.4. Patients atteints de cancer de la tête et du cou 12
   3. Maladies cardiovasculaires 13
   4. Corticothérapie 14
   5. Diabète sucré 14
   6. Troubles de la sécrétion salivaire 15
      6.1. Syndrome de Sjögren (SS) 15
      6.2. Sclérodermie 16
   7. Patients immunodéprimés 16
      7.1. SIDA et / ou VIH 16
      7.2. Maladie de Crohn 17
      7.3. Transplantation (cœur / foie / rein) 17
   8. Atteinte de la muqueuse 18
      8.1. Dysplasie ectodermique (ED) 18
      8.2. Maladie bulleuse épidermoide 18
      8.3. Lichen plan buccal 18
   9. Alcoolisme 19
   10. Tabagisme 20

II. Evaluation psychologique 21
III. Demande de patient : ses attentes, ses besoins, sa motivation 21
IV. Historiques dentaires et problèmes spécifiques..............................23
   1. Historiques dentaires..23
   2. Etat des prothèses existantes 23
      2.1. Prothèse amovible complète adaptée 24
      2.2. Prothèse amovible complète non adaptée 24
      2.3. Situation de l'acte chirurgical..24
   3. Antécédents des parafonctions et dysfonctions 25
V. Examen clinique...25
   1. Examen exobuccal 25
      1.1. Analyse de la face..25
         1.1.1. Vue de face 25
         1.1.2. Vue de profil 26
      1.2. Analyse labiale 26
         1.2.1. Angle naso-labial..26
         1.2.2. Ligne de sourire, symétrie des crêtes édentées et soutient des lèvres...27
            1.2.2.1. Ligne du sourire 27
            1.2.2.2. Symétrie des crêtes édentées.................................... 27
            1.2.2.3. Soutien de la lèvre 28
   2. Ouverture buccale 29
   3. Examen endo-buccal 29
      3.1. Hygiène buccale..29
      3.2. Qualité des tissus mous et de la fibromuqueuse 30
      3.3. Morphologie de la crête osseuse édentée 30
   4. Examen fonctionnel 30
VI. Demande d'une radiographie panoramique 31

VII. Devis approximatif 31

2ème consultation

I. Analyse de bilan médical 32
II. Analyse de la radio panoramique 32
III. Empreintes d'études ou duplicata de la prothèse 34

3ème consultation

I. Enregistrement de l'occlusion 35
II. Montage sur articulateur- étude de rapports sagittaux 35
   1. Etude des rapports sagittaux 36
      1.1. En présence d'un rapport interarcade de classe I : 36
         1.1.1. En cas de crêtes alvéolaires peu résorbées 36
         1.1.2. En cas de crêtes alvéolaires modérément résorbées 37
         1.1.3. En cas de crêtes alvéolaires avec une résorption avancée ou extrême 38
      1.2. En présence d'un rapport interarcade de classe II 39
      1.3. En présence d'un rapport interarcade de classe III 39
   2. Hauteur prothétique disponible 39
   3. Décision thérapeutique en prothèse implantaire : selon l'incidence labiale et le degré de résorption 40
      3.1. Soutien labial et faible résorption 42
         3.1.1. Existence d'une lèvre supérieure courte ou d'une ligne du sourire haute 42
         3.1.2. En présence d'une lèvre mince 43

3.1.3. En cas de résorption un peu plus accentuée verticalement 44

3.2. Support labial prothétique dans les situations de résorption modérée ou forte : de la prothèse fixée à la prothèse amovoinamovible supra-implantaire 45

3.3. Intérêt des prothèses amovibles complètes supra-implantaires dans le support labial..46

III. Confection du guide d'imagerie et/ou chirurgical 49

1. Guide d'imagerie 49

2. Guide chirurgical 51

4ème consultation

I. Essayage du guide 52

II. Prescription de l'imagerie volumique 52

1. Scanner 52

2. Tomographie volumique numérisée par faisceau conique (cone beam) 53

3. Intérêt de l'imagerie volumique 54

   3.1. Densité d'os résiduel...54

      3.1.1. Qualité d'os résiduel:..54

      3.1.2. Quantité d'os résiduel...55

   3.2. Zones anatomiques à risque..56

      3.2.1. Au maxillaire 56

      3.2.2. A la mandibule...57

   3.3. Simulation implantaire...59

4. Logiciel de planification 59

   4.1. Principe de CFAO...59

   4.2. Fonction des logiciels de planification implantaire.............................59

5ᵉᵐᵉ *consultation*

I. Analyse de l'imagerie volumique 61
II. Choix de l'implant 62
   1. Plan vestibulo-lingual 62
   2. Plan corono-apical 62
   3. Plan mésio-distal 62
   4. Nouveaux concepts 63
      4.1. Implants courts : Bicon 63
      4.2. Implants inclinés 64
      4.3. Mini-implants 64
III. Choix de système d'attachement 66
   1. Différents types de système d'attachement 66
   2. Choix raisonné de système d'attachement 67
      2.1. Critères généraux 67
         2.1.1. Simplicité, durée, coût 67
         2.1.2. Propriétés de rétention 67
      2.2. Critères spécifiques 68
         2.2.1. PACSI mandibulaire ou maxillaire 68
         2.2.2. Forme de la crête édentée 68
         2.2.3. Degrés de résorption et qualité osseuse 71
         2.2.4. Espace inter-crête 71
         2.2.5. Aparallélisme implantaire 73
         2.2.6. Nombre d'implants 74
         2.2.7. Position des piliers implantaires 74
         2.2.8. Orientation des axes du système de connexion par rapport à l'axe d'insertion de la prothèse 75

2.2.9. Orientation des axes du système de connexion par rapport au plan d'occlusion 75
    2.2.10. Maintenance 76
  2.3. Critères techniques 76
IV. Transformation du guide radiologique en guide chirurgical 77
V. Plan de traitement global 78

6ème *consultation*

I. Devis définitif 79
II. Consentement éclairé du patient 79
III. Dossier implantaire 80
IV. Actualités 80
  1. All-on-4™ 80
  2. CAD/ CAM 81
Conclusion 85
Références 87

Introduction

De toutes les étapes du traitement implantaire qui aboutissent à la pose de la prothèse implanto-portée, l'étude pré-implantaire est sans doute la plus importante. Elle est souvent menée trop vite alors qu'elle mérite une attention particulière afin de déterminer les patients à risques et les mauvaises indications, et aboutir à un plan de traitement cohérent et raisonné. L'analyse est guidée par les impératifs anatomiques et prothétiques de chaque cas clinique, et cherche à concilier les deux. Pour être efficace, l'étude doit suivre une chronologie et une démarche logique et cohérente. Le respect de cette chronologie permet de déterminer le plus vite possible les candidats potentiels aux implants afin d'éviter une perte de temps pour le patient et le praticien, et d'entraîner les mauvais candidats au traitement implantaire dans une série de rendez-vous et d'examens coûteux. En d'autres termes, on ne prescrit pas un scanner non remboursé en première intention avant d'avoir écarté un problème médical ou une impossibilité financière pour le patient.

Ce suivi chronologique nous permet successivement de préciser s'il s'agit d'une vraie indication à la pose d'implants, de confirmer les possibilités de cette indication et de déterminer les éléments nécessaires à la réalisation du traitement implantaire.

On constate que **six consultations** sont, le plus souvent, nécessaires avant de débuter un geste clinique sur le patient.

En fait, cette thèse s'articule autour de ces six consultations :

Nous présentons, dans une première consultation, les maladies générales qu'on peut retrouver chez un candidat d'un traitement implantaire, une évaluation psychologique, un examen clinique minutieux et une demande d'une radiographie panoramique afin de dépister toute contre-indication de la pose d'implant.

Au cours d'une deuxième consultation, une analyse des bilans biologique et de la radiographie panoramique et une prise d'empreintes sont nécessaires. On ajoute à notre collection d'informations, un enregistrement de l'occlusion du patient et une évaluation de la hauteur prothétique disponible et du soutien labial, aucours d'une 3 eme consultation, afin de choisir le traitement implantaire adéquat pour chaque situation, évitant ainsi toute possibilité d'échec.

La prescription d'une radiographie volumique et l'élaboration d'un guide radiologique et / ou prothétique, lors d'une $4^{\text{ème}}$ consultation, facilitent considérablement le travail du médecin dentiste. Cela fournit au praticien une simulation de la pose des implants, un choix de système d'attache approprié si l'indication de la prothèse amovible supra-implantaire se pose.

Cette démarche nous permet de planifier un plan de traitement clair, lors d'une cinquième séance, facilitant ainsi le consentement éclairé, et la coopération du patient.

Toutes ces informations collectées dans un dossier définitif, dans une 6 eme consultation, fournissent un travail raisonné, justifié et bien organisé contournant ainsi toute surprise pouvant se reproduire lors de la phase chirurgicale ou prothétique, constituant ainsi un élément décevant pour le patient.

Ces six consultations accordent une relation de confiance entre patient et praticien ainsi une démarche stratégique et structurée contribuant à la réussite de traitement.

1ère consultation

La première consultation est sans doute la plus importante. Un grand nombre d'éléments doivent être pris en compte en un minimum de temps afin de déterminer le futur candidat au traitement implantaire et orienter sur un autre traitement les autres patients.

I. Examen médical de la santé générale

Un bilan de la santé générale matérialisé par un questionnaire médical daté et signé, doit systématiquement être réalisé. Ce questionnaire, médico-légal fera partie intégrante du dossier implantaire. Il permettra d'évaluer l'état général du patient, s'il y a des analyses médicales à réaliser et les risques d'un traitement implantaire.

Il y a peu de contre-indications absolues à la pose d'implants.

1. Trouble de l'hémostase [33,33',33'']

En 2012, Mariano Sanz et ses collaborateurs ont montré que même si l'hémorragie peut être une complication commune dans la pose implantaire, il n'existe aucune preuve fiable qui suggère que les troubles de l'hémostase sont une contre-indication de la pose implantaire. Même les hémophilies ont réussi à bénéficier d'un traitement implantaire.

Les modalités de prise en charge des patients qui souffrent de trouble de l'hémostase sont :

- l'INR (International Normalized Ratio) doit être stable et inférieure à 4.
- Un bilan biologique donnant au moins la valeur de l'INR est réalisé dans les 24 heures avant l'intervention chirurgicale.
- Les techniques d'hémostase locale sont indispensables et systématiquement associées.
- Suivre les recommandations pour la prise en charge des patients sous traitement anti-vitamines K et/ou sous agents anti-plaquettaires.

2. Maladies osseuses : [33 ; 15 ; 57 ; 97]

Quelques cas sont rapportés dans la littérature sur la pose implantaire chez les patients présentant des maladies osseuses telles que l'ostéogénèse imparfaite, les polyarthrites, ou la spondylarthrite ankylosante. Aucune pertinente série de cas n'a été publiée jusqu'à maintenant.

2.1. Polyarthrite rhumatoïde auto-immune [57 ; 97]

En 2010, Piehslinger E.et ses collaborateurs ont publié, dans le journal de la clinique de parodontologie, deux séries d'étude rétrospectives concernant l'effet de la polyarthrite rhumatoïde auto-immune sur la pose implantaire. Cette étude implique 34 et 22 femmes souffrant de **la polyarthrite rhumatoide auto-immune** avec ou sans maladies des tissus conjonctifs concomitants. Les auteurs prévoient un taux élevé de réussite des implants et des prothèses chez ces patients, mais la résorption de l'os marginal et le saignement péri-implantaire sont plus prononcés dans ceux souffrant des maladies des tissus conjonctifs concomitants.

En résumé, un certain nombre de troubles osseuses peut potentiellement influencer le résultat de la pose implantaire mais peu d'études ont évalué spécifiquement ce risque chez les patients atteints de polyarthrite. La plus part des articles publiés étudient la relation entre la densité osseuse et la réussite de l'implant.

2.2. Ostéoporose : [33; 15 ; 56 ; 7 ; 88 ; 21 ; 73 ; 90 ; 46; 38 ; 3 ; 63 ; 48 ;78 ;71 ; 36]

C'est une maladie caractérisée par une fragilité excessive du squelette, due à une diminution de la masse osseuse et à une altération de la microarchitecture osseuse provoquant ainsi un risque accru de fracture.

Bien que le taux d'échec des implants dentaires est plus élevé dans des modèles d'animaux et chez les patients ostéoporotiques, l'examen systémique n'a révélé aucune association entre la densité minérale, la qualité d'os et la perte de l'implant. Par la suite, la pose implantaire chez ces patients n'est pas contre-indiquée.

En 2013, Bianchini MA. et ses collaborateurs affirment qu'aucune relation n'a été trouvée entre l'ostéoporose et la perte osseuse périmplantaire. En outre, Mariano Sanz et collaborateur déclarent que même les patients souffrant d'ostéoporose sévère ont été traité avec succès par des prothèses supra-implantaires.

Il est recommandé donc d'évaluer soigneusement la qualité d'os de site implantaire au moyen de la tomographie et modifier la planification du traitement si nécessaire (par exemple en utilisant un implant de diamètre plus grand et avec un traitement de surface implantaire).

2.3. Patients ostéoporotiques sous bisphosphonates :

En 2012, Gratz KW. et ses collaborateurs ont réalisé une étude sur 27 patients atteints de l'ostéonécrose dont 11 patients ont pris les bisphosphonates par voie orale et 16 patients par voie veineuse, l'ostéonécrose s'est développée après une période de 68 mois pour l'alendronate, 16 mois pour Zoledronic et 50 mois pour pamidronate.

Il y avait une durée moyenne de 16 mois entre le placement de l'implant et l'apparition de l'ostéonécrose par bisphosphonates.

Il s'est avéré que les patients traités par bisphosphonates par voie veineuse sont plus susceptibles de développer l'ostéonécrose que ceux traités par voie orale.

En effet en 2010, Hawker P. et collaborateurs certifient que l'incidence d'ostéonécrose est de 12% pour les patients traités par des bisphophanates par voie intraveineuse tandis que la prévalence estimée de l'ostéonécrose chez les patients sous bisphosphonates par voie orale en Australie du sud était inférieure à 1 %.

Pour cette raison, les bisphosphonates intraveineux sont considérés comme un risque majeur pour l'ostéonécrose.

Cependant, en 2009, Madrid C et Sanz M. ont conclu que les bisphosphonates par voie orale ne représentent pas un facteur de risque d'ostéonécrose dans la thérapie implantaire. Cette conclusion est valable pour une durée d'admission de bisphosphonates pas plus de 3 ans et sans association avec un corticostéroïde.

En 2007, l'association Américaine de la chirurgie buccale et maxillo-faciale [81] recommande une grande prudence avant et après la chirurgie doit être prise pendant 3 ans après l'arrêt du traitement de bisphosphonates.

En résumé, ces patients devraient être informés du risque d'échec implantaire et la possibilité de développement d'ostéonécrose.

2.4. Patients atteints de cancer de la tête et du cou [33 ; 15 ; 92 ; 9 ; 66 ; 2 ; 47]

Les implants sont une thérapeutique de choix dans la réhabilitation des édentés tant pour le confort que pour la stabilité prothétique. La problématique est de savoir si l'implantologie est possible et sous quelles conditions chez les personnes ayant subi une radiothérapie de la sphère oro-faciale.

Jcobson et al. ont démontré que l'ostéo-intégration d'implants est possible dans des tissus osseux irradiés malgré des capacités de cicatrisation diminuées liées à l'irradiation. Matsui a observé une ostéointégration similaire à celle en territoire non irradié, mais plus tardive.

Concernant le délai entre la fin de la radiothérapie et l'implantation, il n'ya pas de consensus exacte. Ce délai optimal reste encore à déterminer.

Du point de vue carcinologique, un délai de 1 à 3 ans semble raisonnable de façon à dépister une récidive éventuelle après traitement.

Du point de vue radio-biologique, l'implantologie sera idéalement réalisée au moins 6 mois après l'irradiation, date à laquelle les réactions tissulaires aigues post-radiques sont en régression et la phase de cicatrisation débute.

D'une manière générale, la pose d'implants hors territoire irradié sera toujours préférée, et si ceci n'est pas possible, les secteurs plus faiblement irradiés seront privilégiés (inférieur à 40 GY) en estimant le rapport risque bénéfice encouru.

En corollaire, les précautions à prendre :
- La dose totale de radiation doit être inférieure à 66 Gy pour que les risques de l'ostéoradionécrose soient minimes, ou inférieure à 50 Gy pour réduire l'échec de l'ostéointégration.

- Aucune chirurgie implantaire ne doit être effectuée pendant la radiothérapie.
- Aucune chirurgie implantaire ne doit être effectuée au cours de la mucite.
- Aucune chirurgie implantaire ne doit être effectuée sur un site guéri d'une ostéoradionécrose et sur un site qui a reçu plus de 50 GY.
- Mise en charge différé de l'implant pendant 9 mois après la radiothérapie.
- Eviter une mise en charge immédiate des prothèses implanto-portés.
- Assurer une asepsie rigoureuse.
- Envisager une prophylaxie antibactérienne.
- L'oxygénothérapie hyperbare devait être accordée si la radiation est supérieure à 50 GY.

Il faut noter, qu'il n'y aucun rapport entre la chimiothérapie du cancer et l'échec implantaire. Cette hypothèse est affirmée par Javed F et ses collaborateurs, en 2010.

3. Maladies cardiovasculaires : [33 ; 15 ; 91 ; 86]

Il a été suggéré que certaines maladies cardiovasculaires telles que l'infarctus de myocarde récent, l'accident vasculaire cérébral, et la chirurgie cardiovasculaire pourraient représenter une contre indication absolue à un traitement implantaire.

En 2012, Mariano Sanz et ses collaborateurs ont fait une analyse rétrospective sur 246 patients dont certains sont atteints de maladies systémiques et d'autres sont en bonne santé. Ils ont constaté qu'il n'y a pas de différences significatives sur le taux d'échec implantaire.

Les troubles cardiaques ne constituent pas, ainsi, une contre-indication à la pose implantaire mais il est important de faire des précautions contre l'apparition de l'hémorragie et l'ischémie cardiaque au cours de la chirurgie implantaire.

4. Corticothérapie : [33 ; 15]

Les effets néfastes des corticostéroïdes sont la réduction de la densité osseuse, l'augmentation de la fragilité épithéliale et l'immunosuppression. Par conséquent, l'utilisation de corticoïdes systémiques pourrait compromettre l'ostéointégration de l'implant dentaire.

En effet, la chirurgie implantaire est à proscrire chez des patients qui ont terminé un traitement de corticoïdes systémiques de moins de 3 semaines.

A part ça, il n'existe aucune preuve que la corticothérapie est une contre indication à la pose d'implant. Il faut juste réaliser un chek up pour ces patients, contacter son médecin traitant pour avoir son avis et fournir une couverture antibactérienne pour éviter tout risque infectieux, avant d'entamer toute chirurgie.

5. Diabète sucré : [15 ; 33; 44 ;49 ; 68; 76]

Il existe deux principaux types de diabète:
- ➢ le type 1 «insulino-dépendant» est causé par une destruction auto-immune des cellules bêta du pancréas, conduisant à une production insuffisante d'insuline.
- ➢ Le type 2 « non insulino-dépendant » est considéré comme une résistance à l'insuline en combinaison avec une incapacité à produire de l'insuline supplémentaire. Le diabète type 2, souvent lié à l'obésité, est la forme prédominante, notamment chez l'adulte.

Les études de cohorte et les avis systématiques montrent que les taux de réussite de la pose implantaire chez les patients diabétiques avec un bon contrôle métabolique sont similaires aux témoins sains.

En 2009, Javed F, Romanos GE, après avoir réalisé une méta-analyse de 18 études, ont conclu que le diabète mal contrôlé affecte négativement sur l'ostéintégration de l'implant. Ce fait est compatible avec les effets connus des états hyperglycémiants tels que l'affaiblissement de l'immunité, les complications microvasculaires et l'ostéoporose.

En effet, des recommandations visent à réduire les complications et/ou l'échec implantaires telles que :
- Un contrôle glycémique est strict avant et après la thérapie implantaire.

HbA1C (l'hémoglobine glyquée ou glycosylée) peut présenter un facteur corrélé avec les complications postopératoires.
- Une couverture antibactérienne utilisant la pénicilline, l'amoxicilline, la clindamycine, ou le métronidazole devrait être fournit au cours de la chirurgie implantaire.
- Ces patients devraient également arrêter de fumer, optimiser les mesures d'hygiène buccodentaire et utiliser des bains de bouche antiseptiques pour empêcher l'apparition des maladies parodontales et péri-implantaires.

En résumé, il n'existe aucune preuve que le diabète est une contre-indication absolue au traitement implantaire.

6. Troubles de la sécrétion salivaire : [15 ; 33 ; 76 ; 97]

Théoriquement la pose implantaire améliore la rétention des prothèses chez les patients atteints de l'hyposialie. Des cas d'hyposalivation ont été gérés avec succès par les implants dentaires.

6.1. Syndrome de Sjögren (SS) [15 ; 33 ; 97] :

C'est une maladie auto-immune chronique touchant les glandes exocrines, surtout les glandes salivaires et les glandes lacrymales.

Les symptômes communs de la SS sont une fatigue extrême et une sécheresse des yeux (kératoconjonctivite sèche) et de la bouche (xérostomie). La xérostomie peut éventuellement conduire à des difficultés à avaler, des caries dentaires sévères, ou des infections buccales.

En 2012, Mariano Sanz et ses collaborateurs déclarent qu'il y a pas d'études contrôlées disponibles, mais il y a une seule étude impliquant 8 patients atteints de syndrome de Sjogren SJO. Sept de ces huit patients confirment que leurs niveaux de vie et de confort ont été améliorés grâce à leurs prothèses supra-implantaires.

6.2. Sclérodermie [15 ; 33] :

Elle est définie comme un trouble systémique caractérisé par l'inflammation et la sclérose vasculaire, et des atteintes de la peau et des divers organes internes, en particulier les poumons, le cœur et le tube digestif.

En 2009, Michael M. et ses collaborateurs certifient que seuls 5 rapports de cas avec un maximum de deux patients traités par implants dentaires pourraient être trouvés dans la littérature. Par conséquent, le niveau de preuve pour l'efficacité des implants dentaires chez ces patients est assez faible.

7. Patients immunodéprimés [15 ; 33 ; 77]

7.1. SIDA et / ou VIH : [15 ; 33 ; 77]

L'introduction de la thérapie antirétrovirale hautement active pour le VIH a considérablement réduit les taux de manifestation clinique des infections opportunistes et des lésions des muqueuses orales associées au VIH, et l'espérance de vie devient prolongée. Plusieurs rapports de cas ont démontré le succès de la réhabilitation implantaire de ces immunodéprimés mais à condition qu'ils soient immunologiquement stables.

En 2012, Mariano Sanz et ses collaborateurs rapportent une série de 20 sujets VIH positif dont 467 cellules/ mm 3 de CD4 sont atteints (intervalle 132-948). Deux implants dentaires ont été placé dans la région antérieure de la mandibule pour soutenir une prothèse. Le taux de réussite à court terme (6 mois) est de 100%.

En 2011, Ortega JL. et ses collaborateurs ont conclu, après avoir réaliser une étude sur des patients VIH positif traités par l'antirétroviral qui est hautement actif et après une évaluation de la santé péri-implantaire pendant 6 à 12 mois, que le traitement implantaire peut représenter une option thérapeutique raisonnable chez ces patients.

D'une manière générale, les précautions à faire chez ces patients :

- l'hygiène buccale doit être optimisée.

- les intervalles de rappel doivent êtres réguliers.
- le dépistage des lésions buccales associées au VIH.
- la détection de hyposalivation / xérostomie est recommandée.
- plus d'attention portée au cours de la thérapie implantaire lorsque le taux de CD 4 est élevé et le patient est sous traitement antirétroviral.

7.2. Maladie de Crohn : [15 ; 33]

La maladie de Crohn est une inflammation chronique idiopathique affectant le tractus gastro-intestinal et peut également impliquer la cavité buccale.

La littérature concernant la performance des soins implantaires chez les patients atteints de la maladie de Crohn sont rares. En 2009, Michael M. et ses collaborateurs affirment, après avoir fait une étude rétrospective avec un suivi d'une semaine, que deux des trois patients atteints de la maladie de Crohn avaient un échec implantaire (3 sur 10 implants insérés ont été perdus).

7.3. Transplantation (cœur / foie / rein) : [15 ; 33]

Les patients recevant des organes transplantés en général subissent un traitement immunosuppresseur à long terme, composé de cyclosporine combiné avec des stéroïdes, qui ont des propriétés anti-inflammatoires. La cyclosporine influence négativement la guérison de l'os autour des implants dentaires et peut même nuire la rétention mécanique des implants dentaires ostéointégrés auparavant.

En 2009, Michael M.et ses collaborateurs ont rapporté qu'un seul cas de la mise en place de deux implants interforaminale six mois après la transplantation de foie, a été. Ce dernier prouve la stabilité des implants après 10 ans.

8. Atteinte de la muqueuse : [15 ; 24 ; 33 ; 34 ; 43]

Il existe de nombreux cas documentant le succès de traitement implantaire chez les patients atteints des maladies des muqueuses telles que dysplasie ectodermique, maladie bulleuse épidermoide et le lichen plan.

8.1. Dysplasie ectodermique (ED) : [15 ; 33]

C'est une maladie héréditaire caractérisée par une dysplasie congénitale d'une ou plusieurs structures ectodermiques. Les manifestations communes comprennent des follicules pileux qui sont défectueux, des bosses frontales, lèvres protubérantes, hypo-ou Anodontie, des dents coniques.
L'implant est le traitement de choix chez ces patients.

8.2. Maladie bulleuse épidermoide : [33 ; 34]

En 2011, Diz P.et ses collaborateurs effectuent une étude récente sur des patients atteints de la maladie bulleuse épidermoide recevant 102 implants. Un taux de réussite de traitement implantaire près de 100%, durant 12 à 108 mois, a été démontré.

Un risque d'hémorragies insidieuses causé par un traumatisme minime constitue la principale complication.

Pour éviter tout risque d'ulcère, on doit minimiser le contact de la prothèse supra-implantaire avec la muqueuse buccale.

8.3. Lichen plan buccal : [15 ; 33 ; 43 ; 24]

C'est une maladie auto-immune de causes inconnues affectent l'épithélium malpighien.

Il a été suggéré que les implants dentaires ne sont pas idéaux pour les patients atteints de lichen plan à cause de la capacité limitée de l'épithélium pour adhérer la surface implantaire en titane. En 2012, Vicente JC. Et ses collaborateurs ainsi que,

SoskolneA. et ses collaborateur, ont réalisé deux études de cas chez des patients atteints de lichen plan. Ils ont abouti à un succès implantaire, durant une période allant de 12 à 53 mois.

Il est à noter que la pose implantaire n'influence pas les manifestations de la maladie comme la transformation maligne de lichen plan, mais un contrôle continu des lésions et des implants dentaires est recommandé.

9. Alcoolisme : [6 ; 31 ; 33]

En 2011, al. Et ses collaborateurs n'avons pu identifier aucune preuve fiable indiquant que l'alcoolisme pourrait être une contre-indication à la pose implantaire. Ils ont seulement démontré des effets négatifs lors de la consommation d'alcool sur la densité osseuse et l'ostéointégration sur divers espèces d'animaux.

En 2011, Alissa R et Oliver R ont effectué une étude implantaire portant sur des patients ayant une consommation élevée d'alcool. Cette dernière a mis en évidence une perte osseuse et un taux d'échec de la thérapie implantaire péri-implantaire légèrement plus prononcée que la normale. Toutefois, les taux de survie implantaire ne sont pas affectés par la consommation d'alcool.

Généralement, l'alcoolisme est associé à la consommation de tabac, donc il peut conduire fréquemment à des troubles de la coagulation en perturbant la synthèse de prothrombine et de vitamine K en cas de cirrhose provoquant, ainsi un risque d'hémorragies insidieuses. L'alcoolisme peut provoquer aussi l'ostéoporose et peut nuire à la réponse immunitaire ainsi qu'à la nutrition particulièrement en folate et vitamines B.

En résumé, bien qu'il n'y ait aucune preuve que l'alcoolisme est une contre-indication aux implants, il est considéré comme un facteur de risque élevé.

10. Tabagisme [9,81]

La toxicité tabagique est liée à une composante physique (modification de l'environnement buccal par élévation de la température) et une composante chimique (contenu en nicotine, goudron, monoxyde de carbone et autres substances vasoactives et cytotoxiques).

Il s'est avéré que le tabac :

- altère la cicatrisation en provoquant une hypoxie et une vascularisation périphérique.
- agit sur le système immunitaire et interfère avec la fonction ostéoblastique.
- Est responsable d'un accroissement de la résorption osseuse chez les grands consommateurs, de plus de 10 cigarettes par jour.

En 2007, Branmark a placé 2194 implants chez 540 patients, la surveillance est étalée, sur 6 ans, le taux d'échec chez les fumeurs était de 11,28%, et chez les non fumeurs était de 4,76%. Ils ont déduit une différence significative dépassant le double.

Minsk et al (étude réalisée à propos de 1263 implants posés chez 380 patients est suivie pendant 6 ans) avancent qu' une interruption du tabac pendant une semaine avant et une semaine après la chirurgie, démontre que le test était non significatif et le taux d'échec était égal entre les deux échantillons fumeurs et non fumeurs.

En 2013, Slotte C et collaborateurs réalisent une étude sur 40 patients fumeurs et un échantillon témoin non fumeur, tous les implants sont rugueux ou de surfaces oxydés. Après un suivi de 5 ans, ils concluent que la perte osseuse marginale et les échecs sont les mêmes chez les fumeurs et les non fumeurs

En corollaire, le Tabac ne constitue pas une contre indication de la pose implantaire mais un facteur de risque élevé.

II. Evaluation psychologique : [23 ; 25 ; 26]

Le clinicien doit essayer de s'entretenir avec le patient dans une ambiance détendue et être prêt à écouter ses demandes. Bien souvent, les patients ne peuvent pas dire exactement ce qui les gêne , c'est donc au clinicien d'interpréter leur insatisfaction et d'établir de bonnes relations basées sur le désir de satisfaire leurs attentes.

Grâce à cette ambiance, on doit essayer d'analyser le profil psychologique du patient. C'est une étape déterminante du bilan thérapeutique car certaines pathologies psychiatriques peuvent être considérées comme contre-indications potentielles à l'utilisation d'implants dentaires. Il s'agit des :

- syndromes psychotiques (schizophrénie, paranoïa).
- dysmorphophobies (trouble de l'image corporelle aux confins de la névrose et de la psychose).
- syndromes de dégénérescence cérébrale ou sénile (surtout liés au problème d'hygiène).
- pharmacodépendances (drogues).

III. Demande de patient : ses attentes, ses besoins, sa motivation [23]

Il y a vingt ans déjà, Peter Dawson déclarait : « si vous savez où vous êtes et où vous voulez aller, s'y rendre est facile ».

L'une des clés du succès d'un traitement prothétique, quel qu'il soit, est en effet l'identification de la demande du patient. Cette demande peut être fonctionnelle et/ou esthétique. Dans tous les cas, il faut prendre du temps pour connaître les motivations réelles du patient et éliminer toutes demandes «irréalistes », et en particulier les demandes esthétiques. Il est indispensable, dans un meilleur souci d'information, d'évoquer avec le patient les possibilités, mais également les limites d'un traitement implantaire dans leur situation.

Les deux tableaux ci-après (Dada, et al.; 2011) reprennent les principales questions à poser au patient pour essayer de cerner ses aspirations et ainsi de déterminer la solution prothétique la plus adaptée à sa situation et qui convient le mieux à sa demande, même si chaque cas est évidemment unique.

Tableau I : Questions principales à poser aux patients[23]

Premières questions principales
Quelle est la demande prothétique ?
Les attentes prothétiques du patient sont elles réalistes ? Existe-t-il un déficit fonctionnel ou esthétique objectif pouvant être résolu par un traitement ?
Le patient s'est-il déjà impliqué dans des thérapeutiques conventionnelles ?
Quelles sont les doléances du patient ? (À préciser avec les questions du deuxième tableau)
Le patient est il conscient des exigences particulières des traitements implantaires en termes de durée, de suivi, de coût et de maintenance ?

Tableau II : Questions à poser aux patients concernant leurs doléances[23].

Questions sur les doléances
Mobilité/instabilité prothétique ?
Inconfort/encombrement ?
Problèmes phonétiques ?
Efficacité masticatoire réduite ?
Insuffisance esthétique ?

Les réponses du patient doivent être corroborées par l'investigation clinique ultérieure du praticien pour évaluer qualitativement les prothèses existantes.

Selon Renouard, on distingue **deux situations différentes [23]**:

- Le patient est connu et traité depuis longtemps, et le praticien pose l'indication d'implants, il mène le débat et la situation sera d'emblée favorable.
- Le patient, vu en première consultation, est demandeur d'une solution implantaire. Le praticien doit laisser le patient exposer ses motivations

réelles et l'informer de la possibilité ou de l'impossibilité à les satisfaire, ceci avant d'initier toute thérapeutique.

En matière de prothèse implanto-portée, le praticien devra apporter une attention toute particulière à la **faisabilité de la restauration esthétique**. Des contraintes de maintenance peuvent obliger le praticien à adapter les contours des prothèses implanto-portées parfois au détriment de l'esthétique idéale.

> ➤ Il faut toujours essayer de faire participer le patient dans le choix de son plan de traitement, il sera ainsi plus coopérant tout au long de son traitement.

IV. Historiques dentaires et problèmes spécifiques

1. Historiques dentaires : [41 ; 42 ; 52]

Durant l'entretien avec le patient, il est important de lui demander l'étiologie de son édentement. La réponse à cette question (pathologie carieuse, restaurations iatrogènes, pathologie parodontale, traumatisme occlusal, hypo-voir anodontie...) nous apporte des informations importantes quant au mode de vie du patient, son hygiène et son passé dentaire.

Par ailleurs, Wismeijer (2010) et Heitz-Mayfield (2008) ont fait une méta-analyse dévoilant que le risque de perte d'implant est beaucoup moins élevé si la perte des dents est due à une pathologie carieuse ou à un accident que si elle est la conséquence d'une parodontite. De fait que le risque d'infection péri-implantaire est plus élevé même chez les patients complètement édentés.

2. Etat des prothèses existantes :[14]

C'est une étape riche en renseignements au clinicien et lui permet de comprendre le pourquoi des échecs des restaurations antérieures. Celles-ci sont-elles liées à un manque de collaboration du patient, à une dentisterie iatrogène, à un diagnostic mal posé. L'analyse des prothèses existantes permet également une meilleure communication avec le patient, notamment dans l'explication des limites inhérentes à chaque traitement prothétique.

2.1. Prothèse amovible complète adaptée : [75]

Si le patient est porteur d'une prothèse amovible complète adaptée et répondant aux impératifs esthétiques et fonctionnels, on peut la conserver. Et on peut ainsi demander au laboratoire de prothèses de la transformer en guide prothétique.

2.2. Prothèse amovible complète non adaptée : [75]

Dans le cas où le patient ne possède pas de prothèse adaptée, il faut réaliser une nouvelle.

2.3. Situation de l'acte chirurgical : [75]

-l'acte chirurgical suit l'acte prothétique : deux prothèses sont alors réalisées.

La première prothèse est conçue idéalement et sert de montage directeur ; grâce à elle, sera réalisé un guide d'imagerie, transformé ensuite en guide chirurgical, puis en porte empreinte occluso-adapté.

Cette première prothèse sera réadaptée en prothèse transitoire après chirurgie, puis servira de prothèse « de secours » lors des phases de maintenance ou la prothèse finale devra être envoyée au laboratoire.

La seconde prothèse sera la prothèse d'usage.

> Une règle est à respecter selon la majorité des auteurs : priorité à la prothèse. Car les implants dentaires améliorent seulement la rétention et par la suite la stabilisation et la sustentation doivent être déjà acquises par la prothèse. Sa conception et sa réalisation sont assujetties aux règles de la prothèse complète « conventionnelle » : une méconnaissance de ces règles ne peut être compensée par la mise en place d'implants. Donc le premier impératif est de réaliser une prothèse dans les règles de l'art.

3. Antécédents des parafonctions et dysfonctions : [23 ; 55]

Cet examen permet d'identifier les patients présentant un contexte occlusal à risque. Il est essentiel de relever tous les indices pouvant témoigner d'une hyperactivité fonctionnelle : antécédent de fêlures ou de fracture au niveau des dents naturelles ou de prothèses. Il faut évaluer la présence ou l'absence de zones douloureuses, de bruits articulaires, et de dyskinésie.

En outre, l'antécédent de bruxisme constitue un facteur de risque majeur pour la pose implantaire, donc on doit l'évoquer dans notre première consultation.

En fait, le bruxisme a été suggéré de provoquer une surcharge occlusale sur des implants dentaires et leurs suprastructures, entraînant finalement la perte osseuse autour des implants ou même l'échec de l'implant.

V. Examen clinique

L'examen clinique comporte quatre phases : l'examen exobuccal, l'évaluation de l'ouverture buccale, l'examen endobuccal et l'examen fonctionnel.

1. Examen exobuccal

1.1. Analyse de la face

1.1.1. Vue de face [22 ; 26]

La face est normalement divisée en trois étages, de hauteurs égales :
- l'étage supérieur, délimité par la ligne des cheveux et la ligne sourcilière
- l'étage moyen, délimité par la ligne sourcilière et la ligne interailaire du nez
- l'étage inférieur, séparé en deux parties par la ligne commissurale dans un rapport 1/3 – 2/3, et délimité par la ligne interailaire du nez et la tangente à la pointe du menton. Cet étage représente la sensibilité, la sensualité, et l'instinct. C'est le seul qui va être directement modifiable par nos

thérapeutiques et qui représente une importance majeure dans l'approche globale de l'esthétique.

1.1.2. Vue de profil : [26]

L'analyse du profil s'effectue en évaluant l'angle formé par les lignes joignant la glabelle, le point sous-nasal et le pogonion (point le plus bas et le plus antérieur du menton).

Lorsque l'angle est d'environ 170°, le profil est considéré comme normal. Une rétroposition du pogonion conduit à un angle plus faible, le profil est convexe. Une antéroposition marque un profil concave (angle > 180°) (fig 1).

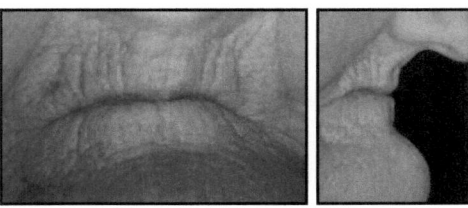

Figure 1 : un profil concave caractéristique d'un patient totalement édenté non appareillé[14]

1.2. Analyse labiale : [23]

1.2.1. Angle naso-labial

Chez les sujets au profil normal, l'angle naso-labial est d'environ 90 à 95° chez l'homme et de 100 à 105° chez la femme (fig 2).

Cet angle peut être modifié par un traitement prothétique, bien qu'il soit conseillé de conserver les caractéristiques ethniques des patients.

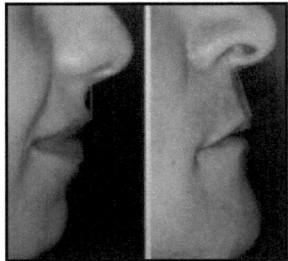

Figure 2 : visualisation de l'angle naso-labial normal chez la femme (gauche) et l'homme (à droite) [14]

1.2.2. Ligne de sourire, symétrie des crêtes édentées et soutient des lèvres [23]

1.2.2.1. Ligne du sourire [23]:

Demander au patient de sourire le plus possible et évaluer la ligne du sourire :
Ainsi, Tjan et al. en 1984 ont identifié trois types de ligne du sourire en fonction de l'importance de la visibilité des dents et des tissus gingivaux :

- Une ligne du sourire basse est caractérisée par une exposition de moins de 75% des dents antérieures;
- entre 75%et 100% des dents antérieures ainsi que les papilles inter proximales sont visibles avec une ligne du sourire moyenne;
- tandis que le sourire s'élargit jusqu'à exposer une bande gingivale de hauteur variable dans la ligne du sourire haute.

Un sourire agréable peut être défini comme un sourire qui découvre complètement les dents maxillaires et environ 1mm de tissus gingivaux. Une visibilité de la gencive qui n'excède pas 2 à 3 mm reste néanmoins esthétiquement plaisante, alors que, si elle est supérieure (plus de 3mm), la plupart des patients la trouvent désagréable.

1.2.2.2. Symétrie des crêtes édentées

Les crêtes édentées ne sont parfois pas symétriques. Il faut être vigilant quant à cette symétrie droite / gauche. Dans les cas d'asymétrie, la réhabilitation implanto-prothétique est plus délicate à envisager. Prenons l'exemple d'un patient. Il a un sourire large. Il est édenté au maxillaire postérieur. Quand il porte ses prothèses amovibles, rien ne paraît anormal. Pourtant, quand on regarde son sourire sans ses prothèses amovibles, on se rend compte de l'asymétrie de ses crêtes édentées. En effet, la crête maxillaire gauche n'est pas visible alors que celle de droite l'est totalement. Il faut tenir compte de cette particularité dans le plan de traitement car l'esthétique de la réhabilitation est beaucoup plus difficile à obtenir dans ces cas-là.

1.2.2.3. Soutien de la lèvre : [14]

Pour Brunton et Mc Cord, le support labial supérieur est assuré par les deux tiers cervicaux des dents prothétiques antérieures ainsi que par la fausse gencive vestibulaire. Lors des différents essais esthétiques, une augmentation sans excès du volume de la fausse gencive vestibulaire est parfois nécessaire pour soutenir harmonieusement la lèvre sur toute sa hauteur. Il faut veiller néanmoins à ne pas tendre et déformer la lèvre dans le but de réduire les plis ou rides labiales liées au vieillissement tissulaire. Le relief de la gouttière philtrale ainsi que le galbe labial doivent être maintenus dans le cadre d'une lèvre supérieure correctement maintenue.

Tableau III : les signes d'un soutien excessif ou insuffisant de la lèvre[14]

Signes d'un soutien de la lèvre excessive	Signes d'un soutien de la lèvre insuffisant
<ul><li>Apparence des lèvres tendues, étirées</li><li>Augmentation de la taille du vermillon des lèvres</li><li>Oblitération des sillons naso-géniens, naso-labial, labio-mentonnier</li><li>Lignes de tension autour de la cavité buccale</li><li>Distorsion du philtrum</li><li>Éradication des contours naturels de la partie inférieure du visage qui sont en corrélation avec la partie supérieure</li><li>Anomalies phonétiques lors de la prononciation des labiales (exemple : « fe », « ve »)</li></ul>	<ul><li>Aspect général d'effondrement autour de la cavité buccale</li><li>Réduction de la taille du vermillon des lèvres</li><li>Approfondissement des sillons naso-géniens, naso-labial, labio-mentonnier</li><li>Chute des commissures labiales</li><li>Oblitération du philtrum</li><li>Anomalies phonétiques : la prononciation de phonèmes (exemple : « fe », « ve ») s'accompagne dans le premier cas d'un contact entre lèvre supérieure et lèvre inférieure, et dans le second cas d'un contact entre lèvre inférieure et les bords libres des incisives maxillaires.</li><li>Douleur au niveau des ATM engendrée par un sollicitation plus importante</li></ul>

> L'analyse de la ligne du sourire et du soutien de la lèvre est primordiale dans l'examen clinique pré-implantaire. C'est elle qui va déterminer la quantité d'os qu'il va falloir réduire durant l'intervention chirurgicale, si on peut envisager une ostéoectomie (si la quantité d'os le permet) et qui va dicter le choix du type de la prothèse.

2. Ouverture buccale : [26 ; 14]

L'examen clinique doit évaluer la **capacité d'ouverture buccale (fig 3)**. Le praticien doit bien appréhender le degré d'ouverture buccale du patient, surtout si l'on envisage la pose d'implants dans le secteur postérieur. Il faut penser que les forets chirurgicaux sont longs et doivent pouvoir être placés selon l'axe prothétique recherché. C'est pourquoi, une ouverture buccale limitée peut être à elle seule **une contre-indication absolue** au traitement implantaire. Il est établi qu'il faut tout de même un **minimum de 45 mm** d'ouverture buccale.

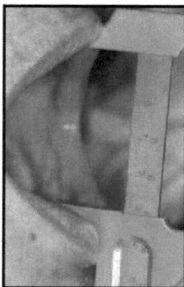

Figure 3 : mesure de l'ouverture buccale[38]

3. Examen endo-buccal : [23]

Cet examen est conventionnel et doit intégrer l'évaluation de l'hygiène buccale, des crêtes édentées, des tissus mous et de l'occlusion.

3.1. Hygiène buccale

La capacité du patient à assurer son hygiène buccale et prothétique doit être évaluée avant de poser les implants. Il va de soi qu'une bonne hygiène buccale, journalière et rigoureuse, est nécessaire pour la maintenance des restaurations implantaires. Une hygiène insuffisante peut constituer une contre-indication relative.

3.2. Qualité des tissus mous et de la fibromuqueuse

L'examen de la fibromuqueuse et des tissus mous va permettre d'évaluer l'état de milieu buccal et d'établir un pronostic.

Pour assurer un contour naturel de la prothèse implanto-portée, le site implantaire doit disposer d'un environnement gingival optimum similaire à celui d'une dent naturelle. Aussi, toute maladie parodontale doit être préalablement traitée avant la pose d'implant.

3.3. Morphologie de la crête osseuse édentée

Une palpation intra orale doit être pratiquée pour rechercher les structures osseuses irrégulières et les toris mandibulaires, évaluer la forme de la crête alvéolaire édentée (à la recherche de crête en lame de couteau) et sa consistance (à la recherche d'une éventuelle crête flottante), l'insertion des muscles et le plancher de bouche...

De ce fait, une crête en lame de couteau doit souvent être corrigée avant la pose d'implants. Il faut créer un plateau suffisamment large pour pouvoir insérer des implants de diamètre adéquat.

En outre, la profondeur de vestibule doit également être vérifiée car une résorption osseuse donne souvent un vestibule de faible profondeur.

4. Examen fonctionnel : [26 ; 27 ; 28]

En 1999, Davarpanah et al. affirment que **la relation inter-arcades des bases osseuses** représente un paramètre fondamental pour le choix thérapeutique. Elle doit être déterminée tout particulièrement chez les patients édentés totaux ayant perdu tout calage, et donc tout support postérieur de l'occlusion.

VI. Demande d'une radiographie panoramique : [32 ; 89]

Cet examen radiologique simple doit être prescrit dès la première consultation. Il apporte un nombre d'informations considérable.

VII. Devis approximatif : [32 ; 89]

Enfin de cette 1ère consultation, on doit aborder le problème du coût du traitement. Il ne s'agit pas à ce stade de donner au patient un devis précis mais plutôt des fourchettes de prix sur le coût des traitements implantaires. Il faut surtout l'informer que les implants ne sont pas à l'heure actuelle inscrits à la nomenclature de la sécurité sociale et, qu'en conséquence, aucune prise en charge par les caisses d'assurance maladie n'est possible. C'est malheureusement à ce stade que beaucoup de consultations s'arrêtent car l'impossibilité financière est encore de loin l'obstacle le plus fréquent aux traitements implantaires.

2ème consultation

I. Analyse de bilan médical

A la deuxième consultation le patient ramène éventuellement ses analyses : Ces dernières permettent de détecter d'anomalies telles qu'une anémie, certaines carences de l'organisme, diverses infections virales, un diabète, une hypercholestérolémie, des maladies hépatiques et rénales et des maladies de la thyroïde..

En outre, ces analyses permettent de confirmer que l'état du patient est stable ou de mettre en évidence son déséquilibre.

II. Analyse de la radio panoramique : [19 ; 95]

C'est un examen souvent réalisé en première intention lors du bilan pré-implantaire, il fournit :

- une vue 'séduisante' des deux maxillaires.
- une estimation approximative de la hauteur osseuse.
- une idée sur l'éventuelle proximité d'éléments anatomiques à respecter lors de la pose d'implants : le sinus maxillaire, les fosses nasales, le nerf alvéolaire inférieur, le nerf montonnier (fig 4 ; 5)
- la détection de tout foyer infectieux, kystique...

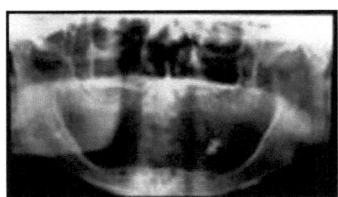

Figure 4 : visualisation du foramen mentonnier

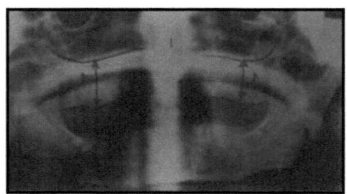

Figure 5 : la distance approximative entre le plancher sinusal et le sommet de la crête

En 2007, Jean Pierre Bernard a étudié l'efficacité de la radiographie panoramique dans la planification préopératoire des implants dans le secteur postérieur mandibulaire. Le but de cette étude est de déterminer est ce que la radiographie panoramique peut être la seule technique pré-opératoire utilisée dans le traitement implantaire sans altération des nerfs mandibulaires et mentonniers. L'étude a inclu 1527 patients totalement ou partiellement édentés qui ont reçu 2584 implants dans le segment postérieur de la mandibule, tout en laissant 2 mm au-delà du canal mandibulaire comme marge de sécurité. La radiographie panoramique était la seule référence pré-opératoire. Les résultats ne montrent aucun trouble sensoriel permanent du nerf alvéolaire inférieur. Il y a eu deux cas de paresthésie postopératoire, ce qui représente 2/2584 (0,08%) des implants, qui ont duré 3 à 6 semaines et ont disparu spontanément.

L'examen panoramique peut être considéré, ainsi, comme une procédure sécurisée pour une évaluation préopératoire de la pose d'implants mandibulaires postérieurs.

En revanche, une seule radiographie panoramique n'est pas suffisante dans les cas plus compliqués de l'implantation à cause de ses limites inhérentes à la technique, aux variations anatomiques et à l'image produite. Parmis ces limites :

- une déformation de l'image avec un agrandissement variable selon l'appareil et la zone à étudier.
- les rapports en profondeur ne sont jamais exactes.
- elle ne permet pas une analyse de la texture osseuse.

En corollaire, la radiographie panoramique fait partie intégrante de l'arsenal diagnostic et constitue un maillon essentiel voire indispensable dans la chaîne des moyens d'explorations et de diagnostic du système dento-maxillaire, mais elle reste insuffisante. De part de ses limites, on a recours aux procédés les plus sophistiqués tels la tomodensitométrie, la cone beam..

Déjà, avec l'analyse de cet examen et celui de l'examen clinique, on doit pouvoir savoir dans 95% des cas si le traitement implantaire envisagé est bien indiqué, s'il est possible, s'il sera simple ou compliqué. Bien entendu, il faut informer le patient de nos conclusions afin de lui permettre de s'orienter sur un autre traitement. En suivant cette démarche, on est déjà pratiquement sûr, dès ce stade, de poser les implants si l'analyse est positive et de mener à bien le traitement avec un patient sûr et motivé. Ceci dès le deuxième rendez-vous, sans perte de temps pour le praticien et le patient et sans avoir entraîné ce dernier dans des examens coûteux et non remboursés.

III. Empreintes d'études ou duplicata de la prothèse

Si le patient est déjà porteur des prothèses amovibles complètes répondant aux impératifs esthétiques et fonctionnels, on réalise un duplicata de ces prothèses pour avoir des modèles nécessaires à l'enregistrement de l'occlusion.

Dans le cas contraire, il faut commencer par prendre des empreintes primaires pour la réalisation des prothèses complètes répondant aux règles de l'art.

3ème consultation

I. Enregistrement de l'occlusion

Cette étape est réalisée à l'aide d'un arc facial permettant le transfert du modèle maxillaire sur l'articulateur et une cire d'occlusion autorisant l'enregistrement des rapports interarcades, en relation centrée et DVO correct (fig 6, 7).

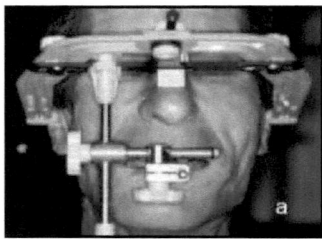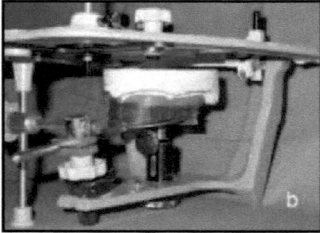

Figure 6 : a-enregistrement de l'arc facial b- transfert du modèle maxillaire sur articulateur à l'aide de l'arc facial[102]

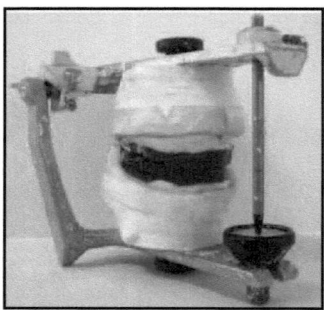

Figure 7 : transfert du modèle mandibulaire sur articulateur[102]

II. Montage sur articulateur- étude de rapports sagittaux

L'enregistrement de l'occlusion permet d'évaluer, dans un premier temps, les rapports inter-maxillaires, l'espace prothétique disponible et l'occlusion : préalables à toute réhabilitation prothétique (fig 8).

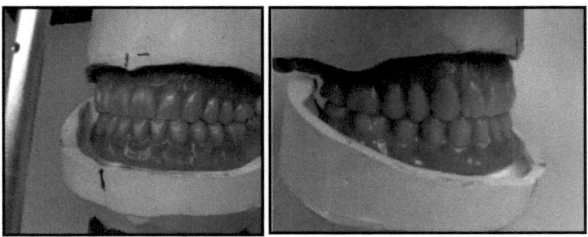

Figure 8 : montage directeur[102]

1. Etude des rapports sagittaux

Les différences de relations [26 ; 27] entre les arcades telles que les occlusions inversées, les angles extrêmes de classe II ou III ou un espace maxillo-mandibulaire extrêmement réduit peuvent créer des risques mécaniques après la pose de la prothèse. Ces situations doivent donc être reconnues suffisamment tôt.

D'autre part, le patient édenté total peut être difficile à traiter par des prothèses fixes implanto-portées quand des **décalages antéro-postérieurs** importants existent. Ces décalages sont liés soit à des dysharmonies maxillo-mandibulaires (classe II ou classe III squelettique), soit à des édentations de longue date (ce décalage est accentué par la résorption osseuse de sens opposé des deux arcades : centripète au maxillaire, et centrifuge à la mandibule). Il est donc essentiel de déterminer la classe squelettique de l'édenté total.

1.1. En présence d'un rapport interarcade de classe I

L'option thérapeutique est déterminée par le volume osseux résiduel et la demande du patient.

1.1.1. En cas de crêtes alvéolaires peu résorbées (fig 9) :

Une prothèse fixée implanto-portée est indiquée (fig 10).

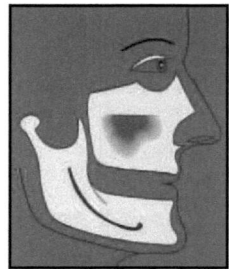

Figure 9 : des crêtes alvéolaires peu résorbées avec un rapport inter-arcade adéquat [26]

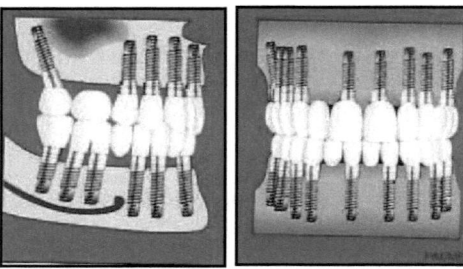

Figure 10 : une prothèse fixée implanto-portée est indiquée en présence d'une crête alvéolaire peu résorbée [26]

1.1.2. En cas de crêtes alvéolaires modérément résorbées (fig11) :

Une prothèse amovoinamovible supra-implantaire (prothèse sur pilotis) est indiquée (fig12).

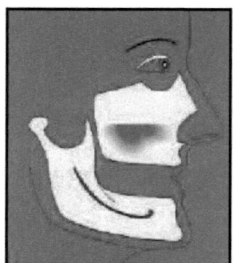

Figure 11 : des crêtes alvéolaires modérément résorbées[26]

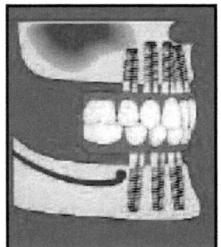 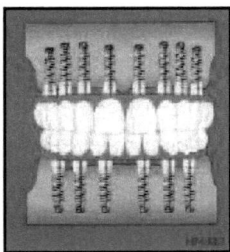

Figure 12 : une prothèse amovoinamovible supra-implantaire (prothèse sur pilotis) est indiquée en présence d'une crête alvéolaire peu ou modérément résorbée[26]

1.1.3. En cas de crêtes alvéolaires avec une résorption avancée (fig 13) ou extrême (fig14)

Une prothèse adjointe complète supra-implantaire (PACSI) est indiquée (fig 15).

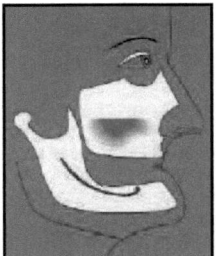 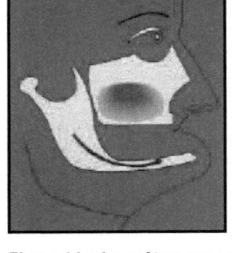

Figure 13 : des crêtes alvéolaires avec une résorption avancée[26]

Figure 14 : des crêtes avec une résorption extreme[26]

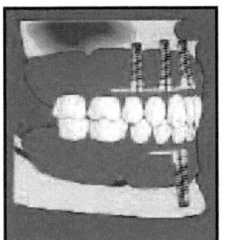 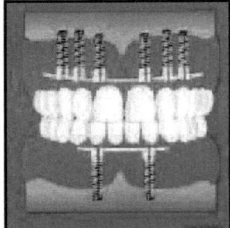

Figure 15 : une prothèse adjointe supra-implantaire (PACSI) est indiquée: les implants sont utilisés pour stabiliser la prothèse[26]

1.2. En présence d'un rapport interarcade de classe II

- Si le décalage est modéré, une prothèse complète fixée implanto-portée est indiquée.
- Si le décalage est important, la prothèse adjointe complète supra-implantaire ou la prothèse amovoinamovible est le traitement de choix. En effet une angulation palatine des implants maxillaires antérieurs et vestibulée des implants mandibulaires est très difficile à réaliser. Elle peut entrainer une altération du soutien des lèvres et/ou une modification importante de l'esthétique faciale difficilement acceptable pour le patient.

1.3. En présence d'un rapport interarcade de classe III

Les impératifs esthétiques, fonctionnels, et l'importance du décalage guident le choix prothétique.

- Si le volume osseux est adéquat, une angulation plus vestibulaire au maxillaire et plus palatine à la mandibule peut corriger le décalage squelettique : la prothèse fixée implanto-portée est une solution de choix.
- Si le volume osseux est réduit, la prothèse adjointe complète supra-implantaire ou la prothèse amovoinamovible est le traitement de choix, en présence de décalage squelettique important.

2. Hauteur prothétique disponible

La hauteur prothétique correspond à la distance entre le col de l'implant et la face occlusale des dents prothétiques antagonistes en occlusion d'intercuspidie maximale. Une hauteur minimale de 7 mm est préconisée pour la réalisation d'une prothèse fixée.

Trois cas de figure peuvent se présenter et influencer la décision thérapeutique :

- **L'espace disponible est suffisant** : compris entre 7 et 10 mm, on ne note aucun problème particulier. Tous type de prothèses peut être envisagé.

- **L'espace disponible est faible :** inférieur à 7 mm, on s'oriente vers une restauration transvissée. Ceci évitera le problème de rétention médiocre et de descellement à répétition dans le cas d'une faible hauteur de pilier.

Sinon on opte pour une prothèse adjointe complète supra-implantaire et le système Locator sera le traitement de choix.

- **L'espace disponible est important** : il faut être vigilant quant à l'esthétique. Si on opte pour la prothèse implanto-portée, le patient va avoir l'aspect de dents longues. On a recours le plus souvent à la PACSI.

3. Décision thérapeutique en prothèse implantaire : selon l'incidence labiale et le degré de résorption : [14]

Selon la perte osseuse post-extractionnelle et l'ancienneté de l'édentement, il est nécessaire de choisir une architecture prothétique permettant de compenser la perte des tissus de soutien et assurant un support labial suffisant.

Le but de cette partie va être de souligner l'incidence des caractéristiques labiales et des rapports labio-dentaires sur le choix d'une thérapeutique implanto-prothétique de l'édentement complet.

L'importance de la destruction tissulaire doit être évaluée et rapportée aux risques esthétiques lors de l'expression orale, des mimiques ou du sourire du patient. La signification esthétique des dents maxillaires est bien différente de celles des dents mandibulaires : la denture maxillaire constitue un facteur décisif de l'harmonie dento-faciale alors que les dents inférieures passent généralement inaperçues et posent moins de problèmes esthétiques. En effet, selon Canut (1996), l'esthétique dento-faciale actuelle apparait sous la dépendance de trois facteurs essentiels :

- ➤ le degré de proéminence de la bouche.
- ➤ le contour de la courbure naso-labiale.
- ➤ le relief du menton.

La proéminence de la bouche ainsi que la courbure naso-labiale dépendent majoritairement d'une part de la position du maxillaire et d'autre part de la situation des six dents antérieures. Ainsi, c'est essentiellement au maxillaire que nous concentrerons notre analyse.

La position du bord incisif des dents maxillaires est considérée comme le point de départ de toutes les reconstructions prothétiques. Il convient de déterminer l'emplacement idéal du bord incisif (via les critères esthétiques et phonétiques vu précédemment) ; c'est à partir de celui-ci que seront déterminées l'orientation du plan occlusal et la dimension verticale d'occlusion.

Une fois la position du bord incisif déterminée, trois situations cliniques principales peuvent alors se présenter à nous :

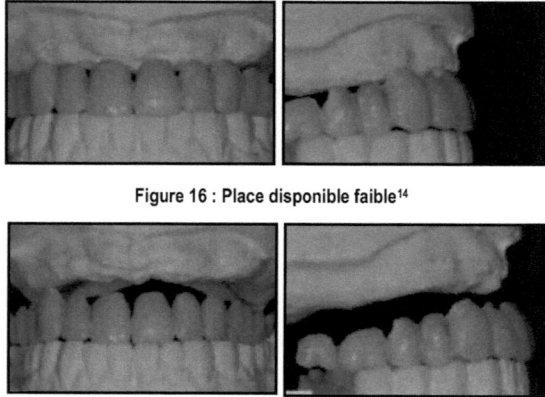

Figure 16 : Place disponible faible[14]

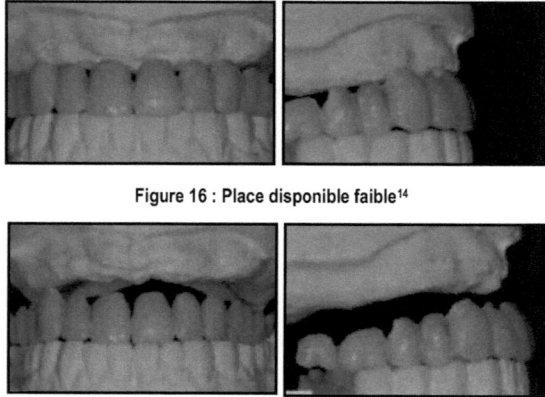

Figure 17: Place disponible moyenne[14]

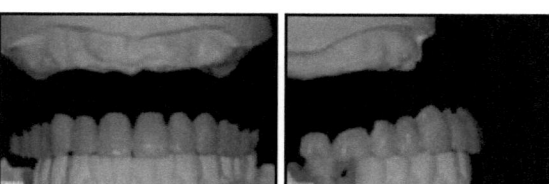

Figure 18 : Place disponible importante[14]

Le choix d'une réhabilitation prothétique implantaire est en grande partie conditionné par cet espace disponible.

3.1. Soutien labial et faible résorption (fig 16) :

Si la résorption est faible (type A de Lekholm et Zarb, 1985), une solution de **prothèse fixée implanto-portée est la solution de choix.** Car, la place disponible sera faible, ce qui rendra très difficile le choix d'une overdenture sur barre ou l'emplacement des attachements par manque de place.

Une très légère angulation ou augmentation de la hauteur coronaire permet de compenser la faible résorption osseuse et donner l'illusion du naturel sans surcontour prothétique (fig 19).

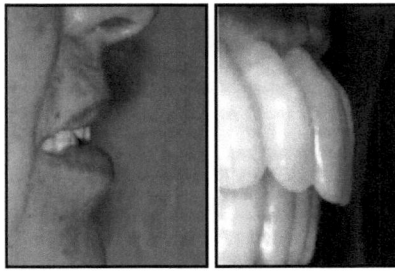

Figure 19 : Essayage de la maquette esthétique montrant l'angulation et l'allongement coronaires nécessaires pour aménager la situation cervicale[14]

3.1.1. Existence d'une lèvre supérieure courte ou d'une ligne du sourire haute

En 2007, d'après KINSEL ET LAMB, l'existance d'une lèvre supérieure courte ou d'une ligne du sourire haute, nécessite des aménagements tissulaires à minima pour épaissir localement la crête gingivale ou modeler les régions au contact des intermédiaires d'une prothèse plurale implanto-portée. Ces interventions ont pour but d'améliorer l'intégration esthétique de la prothèse supra-implantaire dans une situation clinique à risque du fait de la visibilité de l'émergence prothétique dans le sourire.

Dans cette situation, l'orientation et la position implantaire sont essentielles dans la réussite esthétique du résultat thérapeutique. Particulièrement, en 2008 BEDROSSIAN et al. annoncent que si l'édentement n'est pas récent, il est préférable de ne pas implanter le secteur antérieur en répartissant plus postérieurement les implants pour aménager plus aisément les rapports gingivo-prothétiques exposés lors du sourire.

Ceci doit évidemment prendre en compte l'épaisseur de la lèvre supérieure, la forme de la crête, le volume osseux sous-sinusien où seront placés les implants ainsi que la situation de l'arcade antagoniste.

3.1.2. En présence d'une lèvre mince

Une attention toute particulière doit être portée aux modifications de la morphologie labiale lors du découvrement horizontal et vertical pendant la fonction ou le sourire.

En 2007, CALVANI et al. ont montré rétrospectivement l'apparition d'une ride horizontale sous nasale suite au traitement implanto-prothétique fixé (fig 20).

La situation de ce pli plus ou moins profond selon l'âge du patient et le degré de résorption correspondrait à la jonction entre la crête résiduelle et la prothèse fixée supra-implantaire. Cette ride traduirait un manque de soutien labial dans la région apicale à la prothèse fixée.

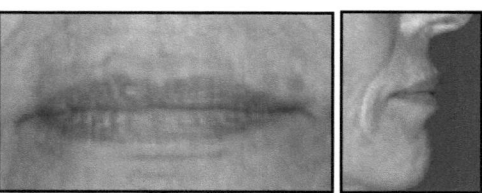

Figure 20 : Situation labiale au repos[14]

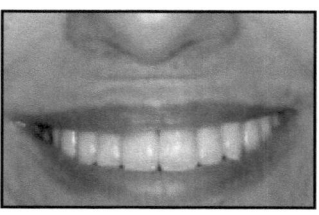 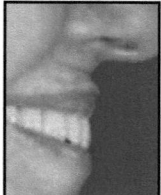

Figure 21 : Ride labiale supérieure horizontale visible lors du sourire forcé[14]

Néanmoins, il semble que cette ride horizontale existe souvent antérieurement au traitement implanto-prothétique et ne relève que de la sénescence des tissus labiaux, indépendamment de tout traitement prothétique (fig 20 ; 21). Il est donc très important de détecter son éventuelle présence durant l'examen clinique initial (fig22), d'en informer le patient et de conserver une image de la situation pré-prothétique.

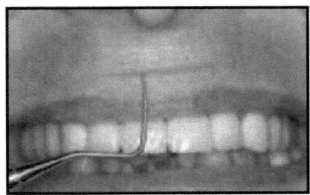 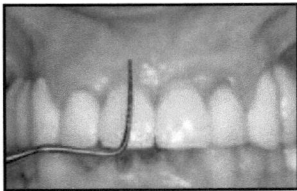

Figure 22 : Limite prothétique située bien en dessous du pli labial[14]

3.1.3. En cas de résorption un peu plus accentuée verticalement

Elle doit être compensée sur la prothèse. L'allongement prothétique coronaire ne peut se concevoir que si la résorption horizontale est faible, sans impact sur le soutien labial en fonction de la hauteur de la ligne du sourire et de l'épaisseur labiale. A défaut, l'animation labiale exposera des dents exagérément longues associées à des espaces inter dentaires assombris par l'absence de papilles. En 1994, DUNCAN et SWIFT préconisent l'utilisation d'un bandeau de céramique feldspathique rose, cuite en cervical des dents prothétiques, permet de résoudre cet écueil.

De plus, cet apport cervical de céramique reconstruit les papilles et évite ainsi l'inconvénient de la visibilité de triangles noirs inter-dentaires entre les prothèses fixées construites dans un environnement gingival diminué. De forme convexe au niveau des contacts muqueux, le volume de céramique cosmétique doit permettre le passage des brossettes nécessaires à l'hygiène prothétique sans perturber la phonation du patient.

A ce titre, il faut signaler l'intérêt de l'essayage des maquettes pré-prothétiques selon le protocole décrit par Neves et al. en 2004 qui permet de pré-visualiser le soutien labial et l'aspect esthétique du secteur antérieur prothétique dans le sourire du patient. Ainsi, pour valider la position esthétique et fonctionnelle des dents artificielles, **un montage directeur** est réalisé sur une base prothétique, sans fausse gencive vestibulaire.

Une reconstitution à la résine méthacrylique (fig 23) est ensuite essayée afin de visualiser la hauteur des dents prothétiques, le degré de visibilité de la jonction dento-gingivale ainsi que le support labial, assuré uniquement par la face vestibulaire des dents artificielles.

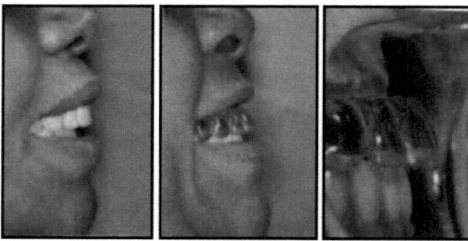

Figure 23 : La réplique prothétique sans fausse gencive vestibulaire permet de visualiser le support labial, le décalage antérieur-postérieur des dents prothétiques par rapport à la crête et la visibilité du bord cervical dans le sourire. Une prothèse fixée supra-implantaire ne peut se concevoir ici sans fausse gencive vestibulaire[14]

3.2. Support labial prothétique dans les situations de résorption modérée ou forte (fig 17) : de la prothèse fixée à la prothèse amovoinamovible supra-implantaire

Les situations cliniques de **résorption modérée, type B et C de Lekholm et Zarb** (1985), s'orientent préférentiellement vers la prothèse tranvisée ou amovoinamovible **(fig 24)**. La compensation de la perte tissulaire est assurée par une fausse gencive solidaire de la supra-structure prothétique.

Elle assure ainsi le comblement de la région comprise entre le bord cervical des dents prothétiques et le versant vestibulaire de la crête maxillaire.

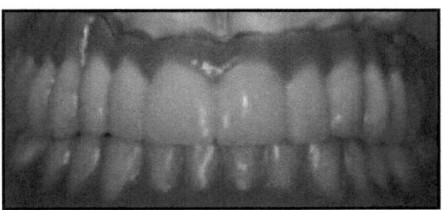

Figure 24 : Exemple de supra-structure céramo-métallique comportant une fausse gencive en céramique feldspathique[14]

La difficulté de ces restaurations fixées réside essentiellement dans l'architecture de la fausse gencive et de l'armature sous-jacente. Le volume réalisé doit permettre un soutien labial suffisant au repos et durant le sourire. Par exemple, une ligne de sourire haute conduit à l'exposition importante du rebord vestibulaire de la prothèse, contraignant à placer la limite gingivoprothétique dans une zone non visible et favorisant la rétention alimentaire.En outre, dans les situations de lèvre mince associée à une forte résorption, un décalage horizontal trop important entre le bord prothétique et le prémaxillaire peut se traduire par un frottement labial gênant le patient ou par l'apparition d'un pli horizontal durant les mouvements de la lèvre supérieur.

En 2009, COACHMAN et al. préconisent la réalisation de la fausse gencive en céramique feldspathique rose, en composite, ou en résine méthacrylique afin de surmonter ces obstacles.. Sans oublier l'utilisation de clé de situation issue du montage directeur.

3.3. Intérêt des prothèses amovibles complètes supra-implantaires dans le support labial

Les cas **de résorption sévère type D et E** (fig 18), liés à des édentements maxillaires très anciens, sont traités préférentiellement à l'aide **de prothèses amovibles supra-implantaires** (fig 25) afin de combler le manque osseux.

3^(ème) consultation

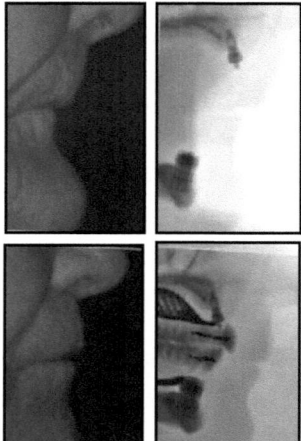

Figure 25 : Vues de profil avant et après traitement par PACSI maxillaire et mandibulaire[14]

3ème consultation

Tableau IV : Edentement complet maxillaire : Indications relatives de différentes solutions thérapeutiques implanto-prothétiques. :
Abréviations
-PFSI : Prothèse fixée supra-implantaire
-PAISI : Prothèse amovoinamovible supra-implantaire
-PACSI : Prothèse amovible complète supra-implantaire

Caractéristique cinique de l'étage inférieur facial	Valeur faible ou défaut	Valeur forte ou excès
Hauteur de la lèvre supérieure	Lèvre courte Attention à la visibilité de la jonction crête-prothèse Risque en PFSI Privilégier PAISI ou PACSI	Lèvre longue PFSI indiquée PASCI et PAISI possible
Epaisseur de la lèvre	Lèvre mince Support labial difficile sans fausse gencive vestibulaire si résorption + et rides labiales Risque en PFSI Priviligier PAISI ou PASCI	Lèvre épaisse>16mm PFSI indiquée PASCI et PAISI possible
Ligne de sourire	Ligne haute Attention à la visibilité de la jonction creête-prothèse et à l'absence de papilles Risque en PFSI Priviligier PAISI ou PASCI	Ligne basse PFSI indiquée PACSI et PAISI possible
Profil labial	Lèvre rétruse Risque en PFSI si résorption Priviligier PAISI ou PASCI	Lèvre protruse Risque en PAISI ou PACSI avec montage trop antérieur (soutien labial excessif) ou barre trop antérieure (surcontour vestibulaire) Privilégier PFSI
Rides labiales	Absente, peu nombreuses ou peu marquées PFSI indiquée PAISI ou PASCI possible	Rides profondes et nombreuses Impossible à compenser en PFSI Risque en PAISI ou PACSI avec un montage trop antérieur (soutien labial excessif)
Degès de resorption	Resorption faible PFSI indiquée PAISI ou PASCI possible Attention aux sur-contours antéreurs et à un soutien labial excessif	Résorption sévère Risque en PFSI si résorption Priviligier PAISI ou PACSI
Relation squelettique	Classe 2 squelettique PFSI indiquée PAISI ou PACSI possible Attention : esthétique et phonétique si classe 2	Classe 3 squelettique Risque en PFSI Préviviligier PAISI ou PACSI

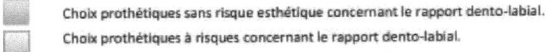

Choix prothétiques sans risque esthétique concernant le rapport dento-labial.

Choix prothétiques à risques concernant le rapport dento-labial.

III. Confection du guide d'imagerie et/ou chirurgical (Szmuckler-Moncler, 2011)

1. Guide d'imagerie [1 ; 20 ; 70]

Le guide d'imagerie peut être conçu à partir de la prothèse d'usage, ou par un duplicata, c'est ainsi qu'il sera le plus précis.
IL répond à quatre justifications essentielles :

- **Anatomique :** la mise en évidence d'obstacles anatomiques par rapport à des repères prothétiques permet l'instauration de marges chirurgicales suffisantes.
- **Prothétique :** la pose de l'implant ne doit pas interdire la réalisation d'une prothèse dont la conception convient au praticien.
- **Biomécanique :** la répartition régulière des implants sur l'arcade en accord avec le plus grand polygone de sustentation possible garantit le pronostic à long terme de nos reconstructions.
- **Esthétique :** la prothèse doit se substituer en tout point aux dents manquantes et à l'éventuelle perte de substance associée.

Ce guide d'imagerie sera un véritable lien et moyen de communication entre l'équipe chirurgicale et l'équipe prothétique. Il est indispensable, dans la majorité des cas.

Différentes modalités de confection de guides ont été décrites :

Méthode traditionnelle

On réalise un duplicata en résine transparente de la prothèse. Des puits sont forés au niveau des incisives latérales, des canines et des prémolaires ainsi que des rainures horizontales. Celles ci définissent les limites vestibulaires et linguales de la prothèse, car toutes ces cavités sont remplies par des matériaux radio-opaque comme ciment à l'oxyphosphate de zinc (fig 26).

Le patient porte ce guide lors de l'examen tomodensitométrique, l'examen sera réalisé en position d'intercuspidie maximale.

Ce guide permet de préciser l'émergence de l'implant et son orientation dans les plans frontaux et sagittaux. En étant issu du montage directeur, ou de la prothèse d'usage, son objectif est de simuler le positionnement idéal de l'implant afin d'optimiser sa sollicitation par la prothèse.

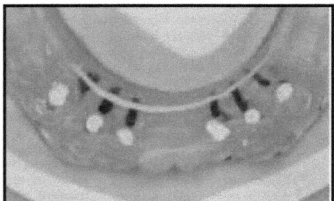 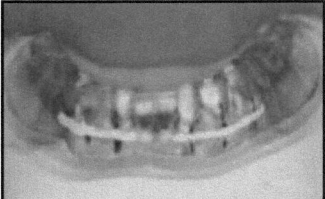

Figure 26 : guide d'imagerie aux puits comblés. Vue occlusale. Vue vestibulaire[79]

Exemple de coupe de reconstruction vestibulo-linguale, le patient porte son guide d'imagerie (fig 27). L'opérateur évalue l'épaisseur de la muqueuse, la position et l'axe de l'implant.

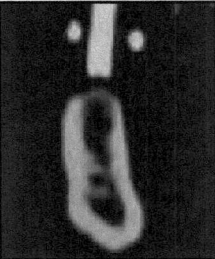

Figure 27: coupe axiale de reconstruction, axe d'approche de guide d'imagerie en place [79]

Méthode numérique

Une prothèse totale amovible est réalisée et définit un projet prothétique idéal. Cette prothèse est indexée par des petits plots de matériaux radio-opaques (gutta-percha) permettant son repositionnement numérique sur des bases osseuses du patient (fig 28). Dans le système NobelGuide® deux examens scanner sont réalisés: un du patient avec sa prothèse en bouche et un de la prothèse seule. L'exploitation numérique des fichiers radiologiques va permettre de positionner le plus idéalement possible les implants en fonction du projet prothétique. Ce même logiciel permet la commande en ligne de guides chirurgicaux à appuis muqueux ou osseux.

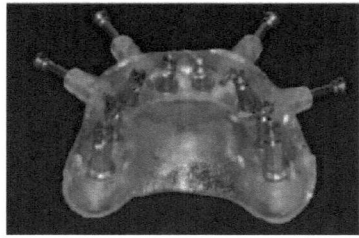

Figure 28 : Guide chirurgical NobelGuide® clavette transosseuse de stabilisation en place[70]

2. Guide chirurgical : [1 ; 20]

Après avoir confectionné le guide radiologique et simulé la position implantaire, ce dernier est transformé en guide chirurgical.

Concernant le guide NobelGuide®, celui-ci est stabilisé en bouche grâce à des clavettes ou des vis transosseuses. Les forages sont réalisés au travers de cylindres directifs, de diamètre progressif jusqu'à la mise en place des implants (fig 29).

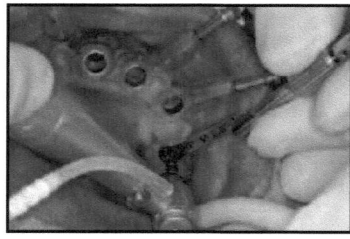

Figure 29 : Utilisation du guide NobelGuide®, les forages sont réalisés au travers de cylindres de guidage directif.[70]

Cependant, en technique flapless la réalisation d'un guide d'imagerie n'a pas d'intérêt. Pour cette raison, on a recours de confectionner un guide chirurgical qui est une réplique exacte de la prothèse d'usage en résine transparente.

4ème consultation

I. Essayage du guide

Après avoir confectionné le guide radiologique, ce dernier doit systématiquement être essayé en bouche avant l'examen scanner, afin de s'assurer de son positionnement et de sa parfaite stabilité. Le guide est remis au patient en fin de consultation en s'assurant qu'il est capable de le placer correctement lui-même en bouche. Le patient va alors passer son scanner avec le guide chirurgical en bouche.

II. Prescription de l'imagerie volumique

Certains cas d'implant exigent une demande d'une imagerie volumique afin de surmonter les difficultés de traitement ultérieur. Cependant, cette demande n'est pas systématique, une radiographie panoramique peut suffire.

1. Scanner [17 ; 37 ; 45]

L'acquisition intégrale d'un volume par un examen radiographique a débuté, dans les années 1970, par l'introduction de l'examen tomodensitométrique, plus connu sous le nom de scanner à rayons X (Hounsfield et Cormack en 1972)(fig30).

Grâce au logiciel Dentascan®, ce dernier a pu prendre place en odontostomatologie.

En pratique, le scanner permet l'acquisition de coupes axiales successives de la mandibule, du maxillaire ou des deux. Ce type d'imagerie dite sectionnelle, ou imagerie en coupe, autorise une discrimination plan par plan des structures anatomiques.

Des logiciels sophistiqués ont pu prendre en charge des données issues de l'acquisition de l'examen scanner afin de reconstituer le volume analysé en des images 2D puis 3D (Salvolini à Ancône & Cabanis à Paris en 1984).

Sur ces nouvelles images, il est devenu possible grâce à des programmes spécifiques, de déterminer la position des obstacles anatomiques, d'analyser les sites implantaires ou encore de tracer une ou plusieurs courbes panoramiques afin de visualiser n'importe quel plan de coupe de l'espace. Ces reconstructions fournissent les éléments nécessaires à une bonne planification pré-implantaire et facilitent donc la pose manuelle d'implants à proximité des obstacles anatomiques.

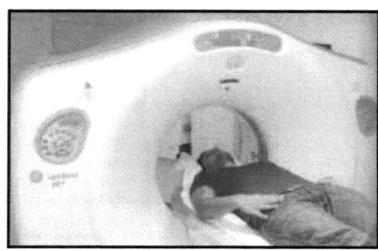

Figure 30 : appareil à radiographie scanner[37]

2. Tomographie volumique numérisée par faisceau conique (cone beam) : [5 ; 8 ; 18 ; 21 ; 26 ; 30 ; 37 ; 64]

La nécessité de mettre au point des examens radiologiques moins coûteux et moins irradiants a conduit plus récemment à l'élaboration d'un nouvel examen radiographique appelé tomographie volumique numérisée par faisceau conique, ou cone beam (cone beam computed tomography ou CBCT)(fig 31). Ce dernier, permet l'obtention d'images sectionnelles et de reconstructions de surfaces 3D, tout comme le scanner.

Par surcroît, le cone beam présente l'avantage de délivrer une dose de rayonnements ionisants plus faible que le scanner conventionnel. Cet atout est affirmé par un ensemble d'études qui démontre une dose d'irradiation 2 ou 3 fois inférieure à celle délivrée par le scanner (Bellaïche, 2007 ; MacLeod et Heath, 2008 ; Chau et Fung, 2009 ; Okano et al., 2009). En outre, cet examen présente moins d'artéfacts surtout à l'interface os-implant (Moore 2005), il est peu volumineux, et il prend la forme d'une machine panoramique dentaire sophistiquée. Son cout représente approximativement 20 à 25 % du prix d'un scanner, il est donc abordable en taille et en prix.

Néanmoins, le poids des données implique une reconstruction informatique plus longue que le scanner.

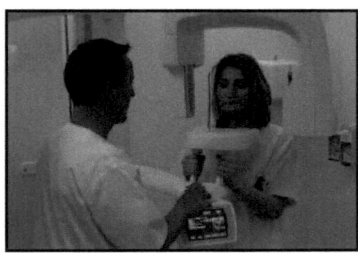

Figure 31: appareil de scanner à faisceau conique « cone beam »[37]

> Aujourd'hui, le scanner et le cone beam sont les deux techniques d'imagerie sectionnelle utilisées lors des bilans pré-implantaires. Chacune a ses avantages et ses inconvénients. Le choix doit être fait en fonction des résultats escomptés et les bénéfices obtenus doivent confirmer l'indication posée, en permettant une planification implantaire de qualité.

3. Intérêt de l'imagerie volumique

Les principales intérêts de l'imagerie volumique est de juger la qualité et la quantité d'os des maxillaires, de visualiser les obstacles anatomiques à éviter en préopératoire et de choisir l'implant adéquat.

3.1. Densité d'os résiduel : [60 ; 94]

3.1.1. Qualité d'os résiduel:

En fonction de cette qualité osseuse, l'implantologiste doit donc adapter son protocole chirurgical, le temps de mise en charge et de mise en fonction.

Depuis les travaux de Lekholm et Zarb, on distingue classiquement quatre types de qualité osseuse :

Qualité de l'os résiduel (fig 32): [60]

- os de type I : os très corticalisé.
- os de type II : épaisse couche d'os cortical entourant un os trabéculaire dense.
- os de type III : fine couche d'os cortical entourant un os trabéculaire dense.
- os de type IV : très fine couche d'os cortical entourant un os trabéculaire de faible densité.

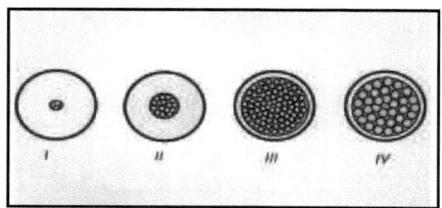

Figure 32 : typologie osseuse selon Lekholm et zarb[60]

Cette classification histologique est difficile à appliquer en pratique, c'est pourquoi la classification de Tsiri et Rao [94] paraît plus clinique. L'os est :

- Dense, le clinicien ne sent pas la délimitation sensible entre la partie corticale et la partie spongieuse.
- Normal, le clinicien sent nettement le passage de la corticale à un os moins résistant.
- De faible densité, la corticale et la partie spongieuse offrent peu de résistance, elles sont facilement passées.

Egalement, les logiciels de planification peuvent appriciés la qualité osseuse des maxillaires.

3.1.2. Quantité d'os résiduel

On distingue, aussi, une classification selon la résorption osseuse après édentation (fig33) :

A : persistance de la majorité de la crête alvéolaire
B : résorption modérée de la crête

C : résorption avancée de la crête
D : résorption modérée de l'os basal
E : résorption avancée de l'os basal

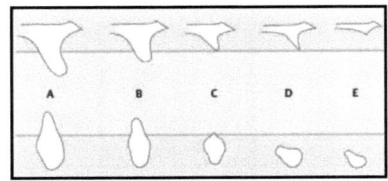

Figure 33 : Différents stades de résorption osseuse après édentation selon ZArb et lekholm[14]

3.2. Zones anatomiques à risque [26]

Il est important de distinguer les différents éléments anatomiques que sont :

- les obstacles anatomiques majeurs (nerf alvéolaire inférieur, nerf mentonnier).
- les obstacles anatomiques lacunaires (sinus maxillaires, fosses nasales, foramen nasopalatin).
- les obstacles anatomiques de voisinage (artères submandibulaires ou sublinguales).

3.2.1. Au maxillaire

Il s'agit d'une pièce importante du massif facial qui est pneumatisée, c'est-à-dire constituée de tissu osseux délimitant une cavité aérienne, le sinus maxillaire. On distingue cinq sites implantaires au maxillaire :

- le site antérieur : comprend comme obstacles lacunaires les fosses nasales, la concavité de la fosse incisive et le foramen nasopalatin. La qualité osseuse de ce site est en général **bonne**.
- le pilier canin : est le site **le plus favorable** au maxillaire. Ce site a une forme pyramidale à trois faces. Les fosses nasales et le sinus constituent les obstacles lacunaires à cette région.

- Le site postérolatéral : est limité en hauteur par la proéminence du sinus maxillaire. L'obstacle lacunaire est donc le sinus maxillaire (fig 34). L'épaisseur corticale est faible et la quantité du site est plutôt **moyenne**.

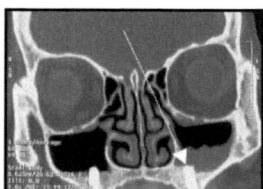

Figure 34 : Vue scanner révélant une sinusite du au dépassement d'un implant dentaire[101]

- Le site tubérositaire : est situé en arrière du sinus. C'est un site difficile à exploiter quant au plan chirurgical ou prothétique. De plus, l'artère palatine descendante constitue un obstacle dont il faut tenir compte.
  La corticale osseuse est peu épaisse et l'os de ce site est d'une qualité plutôt **moyenne**.

- Le site zygomatique ne peut être exploité qu'en utilisant des implants très longs (de 30 à 50 mm de long)(fig 35).

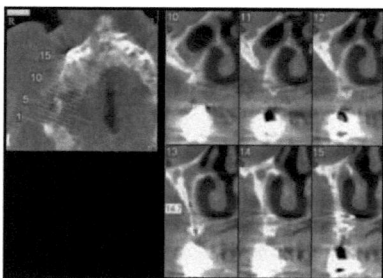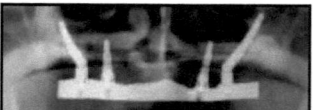

Figure 35 : imagerie par CBCT dans la région des prémolaires: les insertions des implants conventionnels ne sont pas possibles :les implants zygomatiques est la solution de choix[93]

3.2.2. A la mandibule

Il existe deux principaux sites implantaires à la mandibule.

- Le site parasymphysaire : est délimité en postérieur par le foramen mentonnier. C'est sans doute le site **le plus favorable**. L'obstacle majeur est

4 ᵉᵐᵉ consultation

le canal mentonnier. Les obstacles de voisinages sont l'artère submentale et l'artère sublinguale. Il existe un pédicule incisif qui n'a pas d'anastomoses controlatérales, donc il ne constitue pas un danger lors de l'implantation. En outre, il y a un obstacle lacunaire qui est la fosse sub linguale : positionner l'implant en orientation trop linguale aboutirait donc à une effraction du plancher buccal (fig 36).

Cependant, la qualité osseuse est très bonne et l'épaisseur corticale importante.

Figure 36 : un implant dépasse la concavité linguale[11]

- le site postérolatéral : se situe en arrière du foramen mentonnier. L'obstacle majeur est le canal mandibulaire contenant le pédicule vasculonerveux mandibulaire (fig 37). Ce pédicule peut occuper n'importe quelle position dans l'os et il circule dans le spongieux mandibulaire sans aucune protection. La perméabilité du canal mandibulaire justifie une marge de sécurité importante au cours du forage et de l'implantation. Il existe aussi un obstacle lacunaire qui est la fosse submandibulaire : une position d'implant très linguale peut provoquer l'effraction du plancher mylo-hyoïdien.

Enfin, les obstacles de voisinage sont le nerf lingual, le pédicule mylohyoïdien et l'artère faciale.

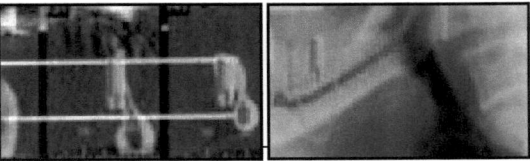

Figure 37 : un examen 3D permet de connaître les volumes osseux présents sur le site à Implanter évitant ainsi la lésion du pédicule mandibulaire [11]

3.3. Simulation implantaire

L'imagerie volumique permet de choisir le diamètre et la longueur appropriés de l'implant à utiliser grâce à la visualisation de la qualité, la quantité osseuse de site à implanter et les obstacles anatomiques à éviter (fig 38).

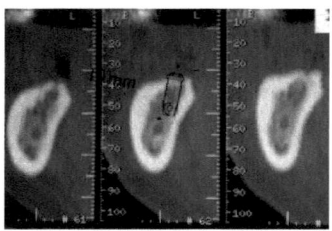

Figure 38 : Choix de l'implant approprié[39]

4. Logiciel de planification [14]

4.1. Principe de CFAO

En 2011, Selon DAVARPANAH : après avoir investi le champ de la prothèse sous la forme de la conception et la fabrication assistées par ordinateur (CFAO), **l'informatique est venu proposer son aide pour les réhabilitations implantaires, des critères décisionnels pour le choix de la future prothèse à la planification et l'exécution de son geste chirurgical ainsi que la préparation d'une prothèse de temporisation réalisée avant même l'acte chirurgical.**

Les logiciels de simulation implantaires les plus connus sont le Simplant® (société Materialise Dental© à Louvain en Belgique) et le NobelGuide™ (société Nobel Biocare à Kloten en Suisse).

Ces logiciels permettent la création de guides chirurgicaux soit à appui osseux ou muqueux grâce au procédé de stéréolythographie (technique de prototypage).

4.2. Fonction des logiciels de planification implantaire

- ➢ Reconnaissance sur le site des possibilités chirurgicales
- ➢ survol dynamique dans tous les plans de l'espace

4 ᵉᵐᵉ consultation

- ➢ Visualisation du projet prothétique désiré avec la réalité des bases osseuses
- ➢ Simulation de la pose d'implants
- ➢ repérage des obstacles anatomiques

5ᵉᵐᵉ consultation

I. Analyse de l'imagerie volumique

L'analyse des données recueillies avec le montage sur articulateur, compilées avec les éléments de diagnostic clinique et radiologique va permettre le choix adéquat de la thérapeutique implantaire. Ce dernier sera le résultat d'un compromis entre les impératifs prothétiques donnés par la mise en articulateur et les impératifs anatomiques donnés par la clinique et les examens radiologiques. Les données recueillies et la synthèse du bilan pré-implantaire vont déterminer :

- la possibilité ou non d'implanter.
- la nécessité éventuelle de réaliser une technique d'élargissement de la crête osseuse.
- le choix du diamètre et de la longueur des implants.
- l'angulation vestibulo-linguale et mésio-distale des implants (fig 39 ; 40).
- le ou les sites d'implantation.
- le nombre d'implants.

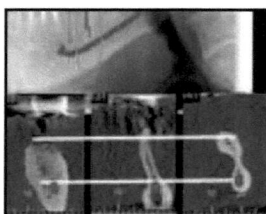

Figure 39 : un examen 3D permet de connaître les volumes osseux présents sur le site à implanter[11]

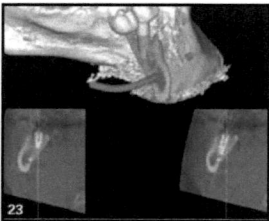

Figure 40 : Choix de l'axe implantaire en fonction du projet prothétique et de la concavité linguale (logiciel Simplant.)[11]

II. Choix de l'implant [75]

1. Plan vestibulo-lingual

Le diamètre de l'implant dépend de la largeur de la crête alvéolaire, tandis que sa hauteur détermine la longueur de l'implant. Les implants doivent être entourés d'au moins 1 mm d'os en vestibulaire et en lingual (fig 41).

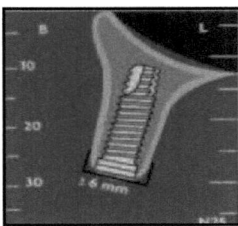

Figure 41 : le volume osseux nécessaire afin de positionner un implant de 4 mm de diamètre, coupe oblique[26]

2. Plan corono-apical

La longueur de l'implant doit être > ou = 10 mm cependant s'il ya un compromis un implant court peut constituer une alternative réussie.
On doit laisser une marge de sécurité de 1 à 2 mm pour les obstacles anatomiques. Néanmoins, le sinus peut être pénétré par l'implant sur 1 à 2 mm (fig42).

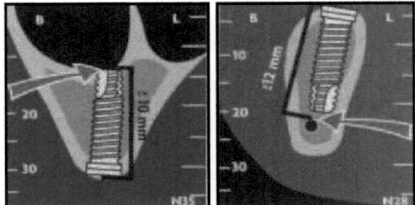

Figure 42 : volume osseux, coupe oblique[26]

3. Plan mésio-distal

Deux implants doit être séparés par au minimum de 3 mm d'os.

Dans le cas des PACSI, l'implantologiste doit tenir compte du système d'attachement choisi : l'emploi de cavalier impose un espace inter implantaire de 8 à 10 mm et au maximum 15mm.

4. Nouveaux concepts

4.1. Implants courts : Bicon [53 ; 62]

En 2012, Rika Singh et collaborateurs ont fait une recherche à Medline, durant 20 ans (1991- 2011) sur le taux de succès de l'ostéointégration des implants courts (inférieur à 7 mm) dans les régions atrophiques. Cette dernière (28 études :12 études prospectives et 10 rétrospectives) prouve que le taux de survie des implants courts semble augmenter de 80% à 90% et atteindre même le 100%.

En effet, afin d'améliorer l'ostéointégration des implants dans les situations compromises tel que une mauvaise qualité et /ou quantité d'os ou le remplacement d'un implant standard défaillant, l'implant court de 7 mm de longueur et avec un large diamètre a été introduit sur le marché en 1979. Celui ci pourrait être un choix préférable pour qu'un traitement implantaire soit plus rapide et moins cher, tout en évitant les protocoles plus agressives comme une greffe osseuse, un sinus lift...

D'après Rika Singh et collaborateurs : une étude menée sur les implants courts Bicon (fig 43), rapporte un taux de survie de 95,2% et 90,2% respectivement, après 1 et 5 ans de suivie. Les résultats de ces analyses affirment que la survie globale de l'implant Bicon est comparable à d'autres systèmes d'implants actuels.

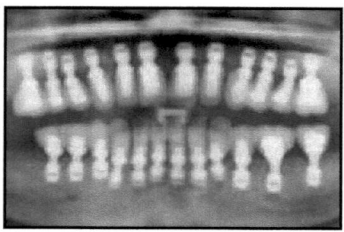

Figure 43 : cas de prothèse implanto-portée en utilisant des implants courts Bicon pour éviter les obstacles anatomiques tel que sinus maxillaire, canal mandibulaire..[74]

4.2. Implants inclinés : [12 ; 85]

En 2012, d'après Santana U. et collaborateurs, le traitement implantaire pour les patients atteints d'une résorption osseuse sévère présente un défi. En outre, les mécanismes de rétention conventionnels tels que balle (O-ring), locator, ou télescopes pourraient transférer trop de force pour les implants en raison de leur angulation causant, ainsi l'échec de l'ostéointégration. Pour cette raison, la pose des implants inclinés peut offrir une solution simple (fig 44).

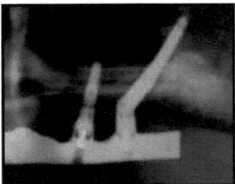

Figure 44 : implant incliné[93]

4.3. Mini-implants : [37 ; 40 ; 61 ; 81]

Les mini-implants (fig 45) constituent une arme supplémentaire dans l'arsenal thérapeutique de l'édentement total. Ils permettent de résoudre des cas pour lesquels il n'existait pas de solutions satisfaisantes en raison d'une santé générale dégradée excluant les chirurgies trop invasives.

Les indications des mini-implants sont :

- des zones où la largeur de crête est très faible empêchent la mise en place des implants conventionnels. Ils peuvent être insérés lorsque la largeur de la crête présente des valeurs de 3-4 mm. Les variables diamètres des mini-implants sont 1,8, 2,1 et 2,4.

Les avantages rapportés par les mini-implants :

- Les mini-implants permettent leur pose dans des régions où la qualité et la quantité osseuse sont insuffisantes évitant ainsi des intervention chirurgicales lourdes telles que (greffes osseuses, sinus lift..)

- La technique chirurgicale : peut être réalisée avec ou sans incision des tissus mous. La méthode flapless est préférable si c'est possible car elle est moins traumatisante et peut représenter un avantage important pour les patients à risque.
- la nécessité d'une radiographie panoramique uniquement (la tomodensitométrie est une alternative adjuvante, mais qui n'est pas essentielle dans la plupart des cas, et elle est faite seulement pour le double-check). La décision est donc prise à l'aide d'un examen clinique minutieux et une radiographie panoramique.
- une meilleure stabilité et une meilleure adaptation sont rapidement perçues par le patient augmentant leur niveau de satisfaction et leur qualité de vie.

Il est à noter que la prothèse complète amovible sur mini-implant peut être une alternative à la prothèse conventionnelle et à la prothèse supra-implantaire. Ses avantages découlent des caractéristiques de mini-implant (petit diamètre, de longueur variable, le système d'attache O'ring), qui s'adapte mieux à la particulière condition chez les édentés totaux, ainsi que sa technique d'insertion est moins traumatisante.

Cependant, il faut prêter une attention particulière quant au choix de la taille, du nombre et de la longueur des mini-implants ainsi que leurs méthodes de mise en charge car ce-ci dépondait de la qualité et la quantité osseuse et de la topographie de l'édentement et toute erreur va mener à l'échec.

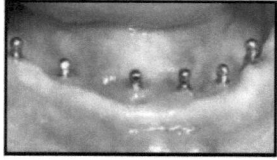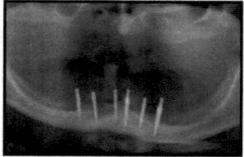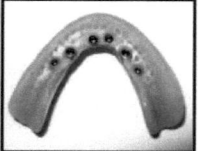

Figure 45 : Cas d'une prothèse totale mandibulaire stabilisée par des mini-implants [40]

III. Choix de système d'attachement : [10 ; 13 ; 16 ; 20 ; 50 ; 54 ; 58 ; 59 ; 75 ; 83 ; 84]

Une fois l'indication d'une PASCI se pose, on doit choisir le système d'attachement approprié. Car chaque situation clinique indique un système d'attachement différent. Ce choix doit être étudié avant d'entamer une chirurgie.

Cependant, la décision prise peuve être modifiée lors des étapes ultérieures de traitement, car c'est la vrai situation en bouche qui dicte le système d'attachement adéquat.

Il faut noter qu'en PACSI, la sustentation et la stabilisation restent assurées par la prothèse.

Un système d'attachement se compose de deux parties : la partie mâle ou patrice et la partie femelle ou matrice. Cet attachement assure le lien entre la PACSI et les implants intra-osseux et doit être suffisamment efficace afin d'assurer une rétention secondaire satisfaisante. Entre autres, il doit être assez lâche afin de facilité le retrait des PACSI pour les phases de l'hygiène ou de repos du patient.

Afin de satisfaire cette règle essentielle, le système d'attachement doit offrir un jeu axial permettant la translation verticale, ainsi qu'un jeu angulaire offrant une rotation distale possible (fig 46). De ce fait la dépressibilité de la muqueuse est respectée.

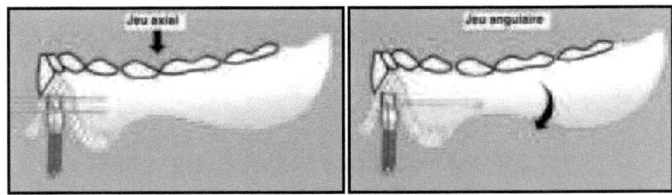

Figure 46 : jeux axial et angulaire[82]

1. Différents types de système d'attachement [103]

Il existe actuellement plusieurs types d'attachements :

- Les attachements axiaux qui se distinguent par leur mode de rétention.
  - ➤ Une force de friction directe entre la partie male et femelle obtenue par des lamelles métalliques activables
  - ➤ Une force de friction directe entre la partie mâle et femelle obtenue par des attachements en plastique non activables
  - ➤ Un verrouillage entre la partie femelle constitué d'un boitier comportant un anneau en silicone et la partie mâle sphérique.
  - ➤ Une force magnétique avec les aimants.
- Les barres des rétentions.

2. Choix raisonné de système d'attachement : [14 ; 20 ; 75]

2.1. Critères généraux

2.1.1. Simplicité, durée, coût [50]

En effet, la simplicité de mise en œuvre et la durée de traitement sont en faveur des attachements axiaux. La barre de rétention est une réalisation prothétique plus sophistiquée (soudure de la barre à partir d'une empreinte de positionnement des piliers). Néanmoins, le coût global de ces deux types de réalisation prothétique est comparable. Le plus important est de tenir compte du coût global du traitement dans la sélection de système d'attachement. Il comprend le coût des étapes de réalisation au fauteuil et de fabrication, mais également le coût de la maintenance et de la réintervention.

2.1.2. Propriétés de rétention :[50 ; 75]

Les barres clip semblent être plus rétentives et fournissent également des périodes de libération rapide. Leurs indications sont idéales lorsqu' il y a une exigence de rétention, par exemple, cas des crêtes très résorbées sans contre dépouilles.

En ce qui concerne les systèmes d'attachement par aimants, ils sont indiqués pour les bruxoman et patients atteints de la maladie de parkinson car la fixation magnétique a évolué au fil des ans pour devenir une option supplémentaire. En effet, des études in vitro ont montré que les propriétés de rétention constantes et de faible rétention de l'énergie de l'attachement de l'aimant peuvent contribuer à la préservation de butée.

2.2. Critères spécifiques : [13 ; 50 ; 59 ; 83 ; 84 ; 105 ; 103 ; 104]

2.2.1. PACSI mandibulaire ou maxillaire

Pour éviter les surcharges fonctionnelles au maxillaire la barre est indiquée systématiquement (fig 47)

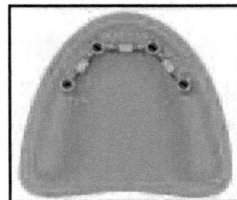

Figure 47 : alternative biomécanique satisfaisante : les cavaliers positionnés entre les implants répartissent au mieux la charge. C'est la seule solution au maxillaire [75]

A la mandibule la solidarisation des implants n'est pas obligatoire, d'autres critères assurent le choix entre barres ou attachements axiaux.

Ces derniers représentent de réels avantages à la mandibule : au nombre de deux, ils assurent une rétention suffisante.

Leurs simplicités de mise en place, de fonctionnement et de maintenance sont en leur faveur.

2.2.2. Forme de la crête édentée

Trois formes possibles : trapézoïdale ou en U, arrondie, ogivale ou en V.

- **si la crête est trapézoïdale** : seule cette forme permet la mise en place d'une barre (fig 48)

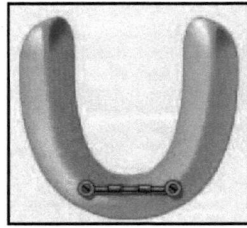

Figure 48 : la barre rectiligne, perpendiculaire au plan sagittal médian, est une solution biomécanique favorable qui autorise un jeu angulaire en plus de jeu axial de la prothèse. Un écartement de 20 mm entre les 2 piliers est nécessaire pour autoriser la mise en place de 2 cavaliers de rétention[83, 84]

- Si la crête antérieure est rectiligne : on peut placer 3 implants avec 3 attachements axiaux (fig 49).

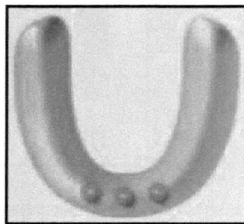

Figure 49 : trois attachements axiaux positionnés sur 3 implants alignés représentent une solution favorable biomécaniquement[83, 84]

- Néanmoins, **une asymétrie horizontale ou verticale** de la crete, la situation des piliers peut être corrigée par un repli horizontal ou vertical à proximité de ceux-ci (fig 50). Le cavalier ou la gouttière est fixé uniquement sur le segment rectiligne de la barre.

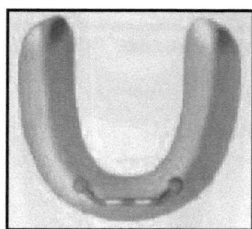

Figure 50 : Les implants sont disposées symétriquement soit au niveau des prémolaires soit au niveau des canines avec une crete édentée en forme de 'V', les extrémités de l barre sont repliées horizontalement de façon à déplacer la partie rectiligne vers l'avant[83,84]

Cependant une barre rectiligne avec des extrémités repliées trop longues, créera un bras de levier néfaste pour la pérennité de la PACSI et des implants (fig 51).

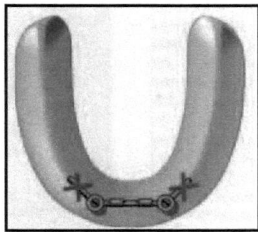

Figure 51 : la réalisation des extensions constitue un risque biomécanique[83, 84]

- **Si l'arcade est arrondie ou ogivale** : une barre ne sera pas indiquée (les barres curvilignes ou en V étant prohibées). Par contre, les attachements axiaux sont indiqués (fig 52, 53)

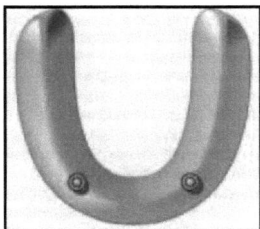

Figure 52 : deux attachements axiaux placés symétriquement par rapport au plan sagittal médian constituant une solution biomécanique favorable[83, 84]

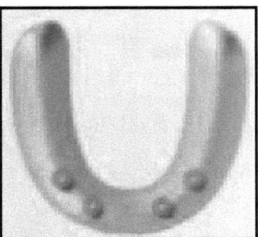

Figure 53 : l'utilisation des quatre attachements axiaux[83, 84]

Pour placer une barre, il faut augmenter le nombre d'implants pour segmenter la courbure de la barre en segments rectilignes (fig 54) : l'inconvénient est que la rotation de la prothèse sur barre devient ainsi quasiment impossible et l'espace pour les cavaliers parfois insuffisant.

Par la suite, les attachements axiaux sont le traitement de choix dans ce cas.

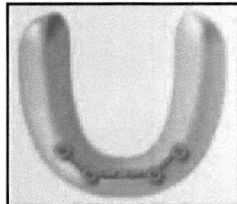

Figure 54 : barre sur 4 piliers. Cette solution diminue notablement la surface de sust entation[83, 84]

2.2.3. Degrés de résorption et qualité osseuse : [75 ; 14]

Dans les cas extrêmes : si on est dans le cas d'un os de type 4 avec une résorption avancée (hauteur osseuse inférieure à 12 mm), le nombre d'implants doit être augmenter (4 implants) et ces derniers doivent être solidarisés par une barre.

2.2.4. Espace inter-crête

Le système d'attachement ne doit pas modifier le volume de la PACSI.

Lors des examens cliniques initiaux, le volume disponible pour le système d'attache doit être évalué grâce aux clefs de repositionnement.

La distance entre la crête et le plan d'occlusion devra donc être mesurée.

- **Si la distance est importante** : une barre est indiquée car les forces exercées sur l'implant seront importantes. Il est donc préférable de solidariser les implants par une barre.

- **Si l'espace prothétique est insuffisant** : l'orientation s'effectue vers les attachements axiaux. Les piliers transgingivaux permettent de moduler la hauteur du système.

Le système Locator est intéressant lorsqu'un minimum de crête demeure présent (c'est l'un des moins volumineux); ceci réduit le besoin de liberté prothétique, mais réduit également l'espace disponible pour le système d'attachement. Mis à

5 ^{ème} consultation

part de son volume réduit, le système Locator est fréquemment indiqué grâce à ses nombreuses qualités : [103 ; 104]

- ➢ Hauteur minimale de 3.2 mm.
- ➢ Possibilité de correction de divergence jusqu'à 40° entre deux implants.
- ➢ Design permettant une auto positionnement.
- ➢ Double rétention (fig 55).
- ➢ Différentes hauteurs de piliers (fig 56).
- ➢ Remplacement aisé des caoutchoucs (fig 57).

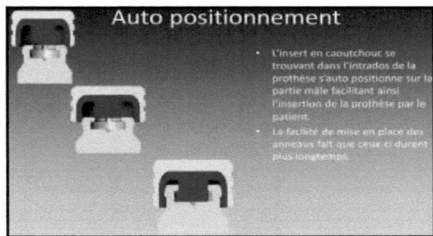

Figure 55 : auto positionnement[103]

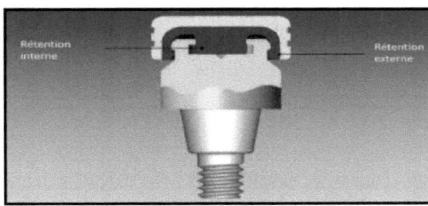

Figure 56 : la double rétention[103]

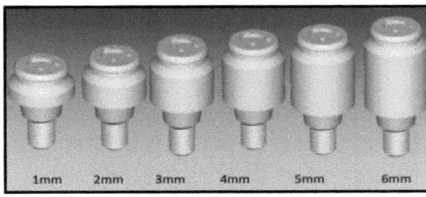

Figure 57 : différents hauteur des piliers[103]

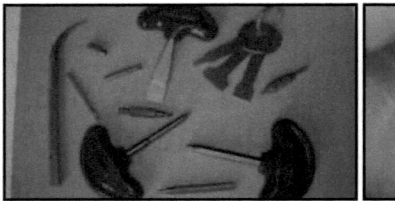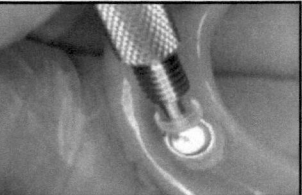

Figure 58 : Remplacement aisé des caoutchoucs : les inserts en caoutchouc se remplacent aisément en cas de besoin a l'aide de l'outil LOCATOR[103]

2.2.5. Aparallélisme implantaire

Une barre de rétention en PACSI ne nécessite pas un parallélisme rigoureux des axes implantaires car chaque pilier reste transvissé dans son propre axe (fig 59).

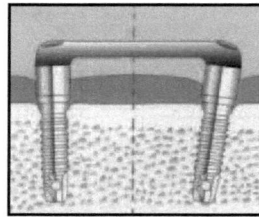

Figure 59 : la barre de rétention permet de compenser une divergence des axes implantaires[84]

En revanche, il n'existe qu'une faible tolérance de divergence des axes implantaires au niveau des attachements boules (fig 60). Les axes implantaires doivent donc être parallèles.

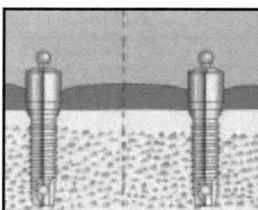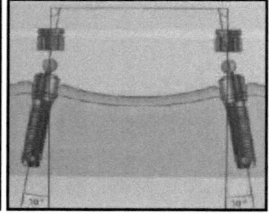

Figure 60 : les attachements boules permet de compenser 10° de divergence[84]

On note toutefois un système tolérant une divergence importante jusqu'à 20° pour chaque implant : le système Locator [103] (fig 61).

BLANC	ROSE	BLEU	VERT	ROUGE
1-10°*	1-10°*	1-10°*	11-20° *	11-20° *
Rétention forte 22N	rétention moyenne 13 N	rétention faible 7N	rétention forte	rétention faible

Figure 61 : trois niveau de retentions disponibles permettant de s'adapter à des angulation de 0 à 10° (anneaux nylon blanc, rose ou bleu)[103] Accepte jusqu'à 40° de divergence pour deux implants et 20° pour un seul implant (anneaux rouge ou vert)

La possibilité de rattraper les axes implantaires peut être faite par l'intermédiaire d'un pilier angulé (fig 62, 63).

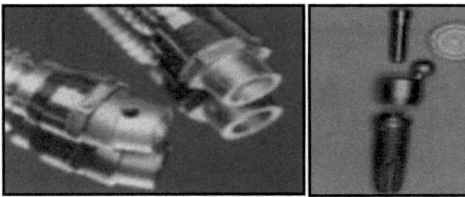 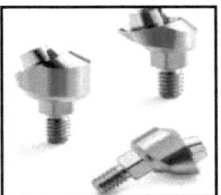

Figure 62 : Pilier Era. Pilier ABA[84]   Figure 63 : les piliers coniques angulés Zimmer Dental[65]

Si l'orientation des implants est trop linguale, une barre est indiquée.

2.2.6. Nombre d'implants [14 ; 54 ; 75]

Il semble qu'avec deux implants disponibles sur l'arcade, on se demande si l'on va choisir une barre ou deux attachements boules. A partir de trois implants en place, on est tenté de les solidariser pour des raisons évidentes de solidité et de répartition des forces sur différents implants.

2.2.7. Position des piliers implantaires

Sur le plan biomécanique, la symétrie de la position des piliers par rapport au plan sagittal médian est une situation favorable. En PACSI, le praticien peut choisir la situation des implants en fonction des conditions anatomiques en explorant les sites incisives latérales, canines ou prémolaires (fig 64.). Ces sites sont tous exploitables pour les attachements axiaux mais le site prémolaire est à éviter pour une barre qui empiéterait par son encombrement sur le profil idéal d'extrados lingual de la prothèse.

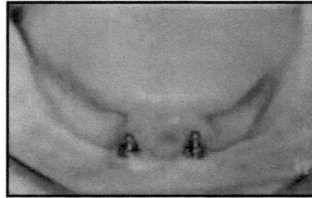

Figure 64 : les deux implants avec leurs piliers sphériques de 2,25 mm de diamètre placés symétriquement au niveau des incisives latérales[75]

2.2.8. Orientation des axes du système de connexion par rapport à l'axe d'insertion de la prothèse

Les systèmes de connexion doivent être choisis et placés de manière à permettre l'insertion de la PACSI (fig 65).

2.2.9. Orientation des axes du système de connexion par rapport au plan d'occlusion

Pour limiter les phénomènes d'usure du système de connexion lors des sollicitations fonctionnelles, il est préférable de disposer les attachements perpendiculaires au plan d'occlusion (fig 65).

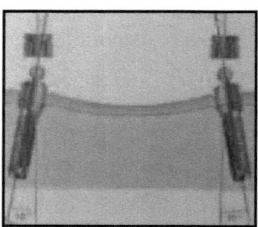

Figure 65 : les matrices doivent être positionnées selon le même axe d'insertion prothétique pour récupérer le parallélisme. En PACSI, l'attachement sphérique autorise la correction d'axe implantaire (<10°) grâce au col sous la bouche qui offre une souplesse d'utilisation pour paralléliser les matrices[84]

2.2.10. Maintenance [58]

L'accumulation de plaque est significativement plus élevée pour les aimants. Donc ces derniers nécessitent des phases de maintenance plus importantes.

Une autre étude constate moins de saignement et une facilité de nettoyage avec le système de boules que celui des barres.

2.3. Critères techniques [75]

Les caractéristiques techniques des principaux systèmes d'attachement sont présentées dans les tableaux suivant :

Tableau V : caractéristiques techniques des principaux systèmes d'attachements axiaux[75]

Types d'attachements	Hauteur de la bague transgingivale du pilier implantaire en mm.	Hauteur de la patrice (solidaire à la PACSI) en mm.	Hauteur minimale de l'ensemble du système d'attachement en mm. (sans la bague transgingivale)	Diamètre de la patrice en mm.	Matériaux constitutifs de la patrice	Force de rétention recommandée en N.	Angulation admissible par rapport à l'axe d'insertion prothétique.	Translation verticale en mm.	Rotation distale.	Activable.
Era (Sterngold)	Pilier droit 2 à 4 ; Pilier angulé 3 à 5	2.5	3.9	4.7	Matière plastique	7 à 15.3 en fonction du boitier	Piliers droit 5° ; Pilier angulé 3°, 11°, 17°	0.3	non	non
Locator	1,2,4,6	2.17	3.17	5.45	Matière plastique	13 à 22 selon la couleur du boitier	20°	0.3	non	non
O'Ring	2,4,6	5.1	6.4	5.35	Titane	4.5	10°	0.6	oui	non
Dalro	2,4,6	3.1	4.8	3.7	Alliage précieux à haut pouvoir élastique	7	10°	non	oui	oui
Dalbo classic	1,2,3,4,5	2.2	3.9	3.4	Alliage précieux à haut pouvoir élastique	6 à 9	10°	non	oui	oui
Dalbo B	1,2,3,4,5	3.1	4.8	3.7	Alliage précieux à haut pouvoir élastique	5 à 9	10°	non	oui	oui
Dalbo Rotex	1,2,3,4,5	3.6	5	4	Matière plastique	9	6°	non	oui	non
Dalbo Plus	1,2,3,4,5	3.1	4.8	3.6	Boitier en titane et insert activable en alliage précieux à haut pouvoir élastique	6 à 9	10°	variable en fonction de la rétention maximal e : 0.4	oui	oui

Tableau VI : caractéristiques techniques des barres et cavaliers[75]

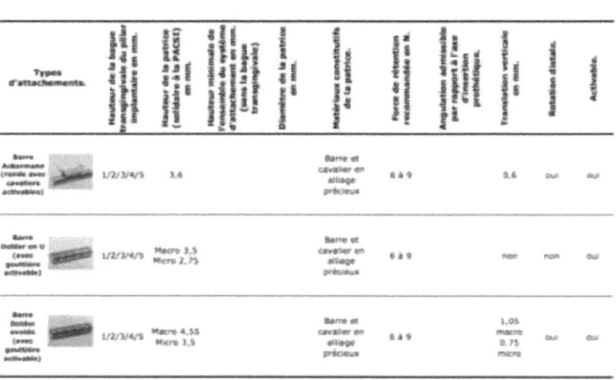

IV. Transformation du guide radiologique en guide chirurgical : [20]

Après avoir fait l'imagerie volumique, simuler la pose implantaire et choisir le système d'attachement approprié, le guide est modifié selon un compromis entre les impératifs anatomiques et prothétiques, pour pouvoir être utilisé lors du premier temps chirurgical pour placer les implants. Les tubes sont retirés et une ouverture vestibulaire assez large est réalisée, afin de donner une certaine laxité au chirurgien. Cela permet de placer le guide sans interférence, mais aussi de visualiser la zone d'intervention. De ce fait le guide est fragilisé, un renfort métallique s'impose (fig 66).

Un très grand soin doit être apporté à la confection du guide, si on veut pouvoir l'utiliser pour poser les implants. Il doit être stérilisable, précis, rigide et stable tout en donnant une certaine souplesse dans le forage. Et finalement, il peut servir de PEI pour la réalisation de la prothèse amovible supra-implantaire.

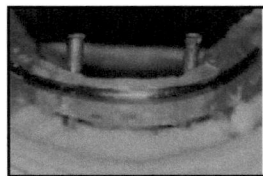

Figure 66 : guide chirurgical à appui muqueux avec un renfort métallique, et deux tubes coulissants à la mandibule[70]

V. Plan de traitement global

Avant la première intervention chirurgicale, les différentes options devront être exposées clairement au patient en lui expliquant bien les avantages et les inconvénients de chaque solution afin de choisir la bonne thérapie qui convient au chirurgien ainsi qu'au patient. Ceci favorise le bon déroulement des soins.

Les étapes de traitement chirurgical se résument en :

- un 1er temps chirurgical : C'est la phase où l'on pose les implants.
- un 2ème temps chirurgical : Lors de cette phase, les implants enfouis sont découverts et les aménagements tissulaires réalisés.
- une phase prothétique.

La durée du traitement, les contraintes et les risques qui peuvent survenir au cours de chacune de ces phases seront bien précisés.

6ème consultation

I. Devis définitif [32]

Enfin, au cours de la dernière consultation, les devis définitifs sont établis et remis au patient. Ils doivent être clairs et détaillés et présentent l'ensemble du plan de traitement.

II. Consentement éclairé du patient [23 ; 89]

Lorsque le praticien expose le plan de traitement à son patient, il est important d'**expliquer clairement les tenants et aboutissants** de celui-ci. On peut s'aider pour cela de différents supports : vidéos, photos, ...

La **chronologie des séquences** doit être claire pour le patient, qui doit montrer qu'il a compris les objectifs de son traitement. Le praticien doit avoir acquis la confiance de son patient dans la mesure où il sera convaincu de la réelle efficacité du traitement proposé.

Avant de commencer une étape clinique, il doit être assuré que le patient suivra scrupuleusement les **consignes d'hygiène** et se présentera aux **visites de contrôle** au cabinet dentaire, car cela est essentiel pour garantir une maintenance adéquate.

Ce tableau présente les différents points de consentement éclairé :

Tableau VII : Consentement éclairé du patient [23]

Points clés du consentement éclairé
Présentation du traitement prothétique envisagé informant sur ses avantages et ses inconvénients. Explication au patient du pronostic de la réhabilitation.
Information sur les traitements alternatifs existants.
Proposition d'un calendrier de traitement le plus précis possible incluant les différentes phases chirurgicales et prothétiques.
Devis clair informant sur le coût des différentes phases chirurgicales et prothétiques renseignant sur les possibilités de prise en charge par la Sécurité Sociale et la mutuelle du patient.
Information sur les conséquences d'un éventuel échec chirurgical en terme de risque, retard encouru et surcoût envisagé.

Lorsque le patient a accepté le plan de traitement, et lorsque les objectifs, les étapes, le pronostic, la durée et le coût du traitement sont clairs, le clinicien peut demander un accord écrit concernant le plan de traitement proposé et obtenir ainsi le consentement éclairé du patient. (Bien que la signature du patient n'ait pas de véritable valeur médico-légale)

Après la signature du devis par le patient, le praticien doit légalement attendre un délai de rétractation minimum de 7 jours avant de commencer les travaux.

III. Dossier implantaire

Un dossier implantaire où toutes les informations et les conclusions collectées lors de l'étude pré-implantaire sont consignées avec un plan de traitement détaillé et organisé.

IV. Actualités

1. All-on-4™ [10 ; 23 ; 29]

Le All-on-4™ a été mis au point en 2003 par le Dr Paulo Malo, chirurgien-dentiste et implantologiste portugais qui travaille, en partenariat avec la société Nobel®. Pour P. Malò. La technique du All-on-4 peut convenir à tout maxillaire ou mandibule édenté avec une largeur d'au moins de 5 mm et une hauteur d'au moins de 10 mm de canine à canine (fig 67, 68).

Le concept innovant de ce traitement consiste à proposer aux patients édentés totaux une restauration efficace, réalisée en une seule journée et sans greffe, en utilisant seulement quatre implants pour soutenir une prothèse complète provisoire fixe, mise en charge immédiatement. C'est-à-dire deux implants antérieurs droits et deux implants postérieurs inclinés.

Les implants postérieurs, inclinés à 30-35°, permettent d'éviter les obstacles anatomiques et offrent un meilleur soutien à la prothèse en réduisant les extensions en cantilever. La répartition des charges étant optimisée grâce à cette inclinaison de 30-35°, les prothèses peuvent comporter jusqu'à 12 dents. Le fait que les implants postérieurs soient inclinés permet d'éviter une greffe osseuse dans la majeure partie des cas et cela permet aussi l'utilisation d'implants plus longs.

Le All-on-4™ offre une restauration d'usage avec des solutions prothétiques fixes ou amovibles. C'est un traitement global efficace étant donné que la durée de celui-ci est réduite (un seul jour), ceci pour une plus grande satisfaction des patients.

Des guides permettent un positionnement précis des implants comme les guides stéréolithographiques de concept NobelGuide™ et la chirurgie peut être réalisée au maxillaire et à la mandibule, avec ou sans lambeau.

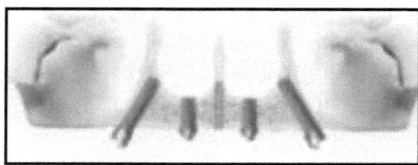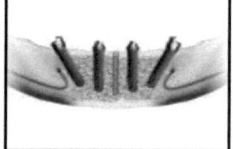

Figure 67 : Vue frontale de 4 implants posés, au maxillaire, et à la mandibule[23]

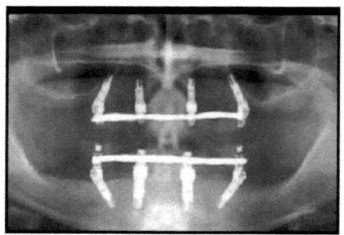

Figure 68 : contrôle radiologique [23]

2. CAD/ CAM [80]

Le développement de nouvelles techniques de restauration a diminué la durée totale de traitement du patient. L'utilisation de la dernière analyse, CAD / CAM et les technologies de fabrication, permet de fabriquer des restaurations dentaires individualisées avec une grande et parfaite précision de l'ajustement.

La réhabilitation d'un patient totalement édenté en utilisant une planification implantaire CT basée sur la conception chirurgicale assistée par ordinateur.

Le CAD / CAM permet une fabrication d'un guide chirurgical, une mise en place chirurgicale des implants sans lambeau et une prothèse complète fixe préfabriquée pour une mise en charge immédiate de la restauration selon le protocole dent en une heure ' Teeth-in-an-Hour ™' par le système de Nobel Biocare (Nobel Biocare Goteborg, Suède) (fig 69, 70, 71, 72, 73, 74).

Cette approche systématique à la réhabilitation dentaire complète réduit le temps nécessaire pour qu'un patient édenté total aille de l'atrophie sévère des crêtes alvéolaires à une restauration prothétique supra-implantaire rétentive.

C'est une chirurgie mini-invasive et simple avec une réduction de la durée de traitement et l'inconfort postopératoire tout en permettant une réhabilitation avec le même niveau de succès comme en chirurgie avec lambeau, ce qui permet au patient de quitter le fauteuil avec une prothèse fixe.

Utilisant la dernière analyse CAD / CAM et la technologie de fabrication, l'équipe dentaire est capable de développer une prothèse implanto-portée en zircone avec une grande exactitude et une précision de l'ajustement.

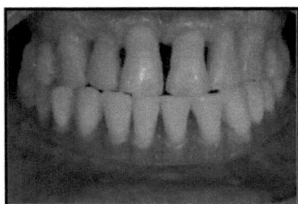 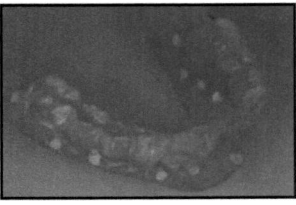

Figure 69 : patient avec une prothèse totale mandibulaire[80]   Figure 70 : duplicata de la prothèse[80]

6ème consultation

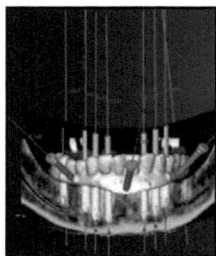

Figure 71: logiciel Procera : Programme de planification permet la simulation implantaire[80]

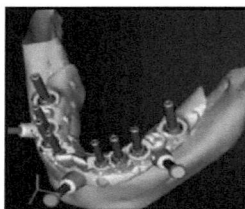 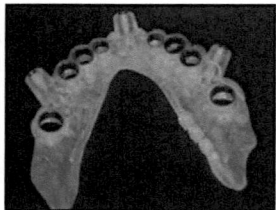

Figure 72 : guide chirurgical en 3 D après la simulation virtuel de la postition des implants[80]

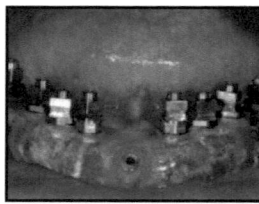 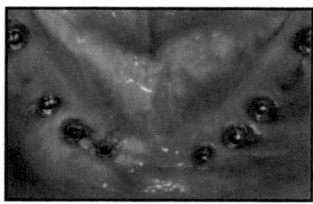

Figure 73 : procédure chirurgicale à minima[80]

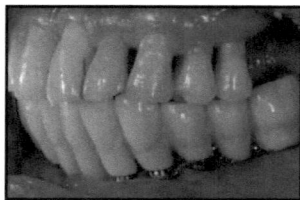

Figure 74 : une prothèse provisoire pré-fabriquée positionnée sur les implants[80]

6 ème consultation

Conclusion

Le déroulement chronologique de l'étude préimplantaire, tel que nous l'avons précisé, permet une approche cohérente et logique du plan de traitement. Il permet d'éviter d'oublier un élément important d'analyse qui peut être une cause d'échec.

Elle permet surtout d'être efficace dans la gestion de temps de chirurgien et de celui du patient.

Il va de soi qu'il ne s'agit que d'une proposition schématique à laquelle il convient d'adapter chaque cas clinique.

L'étude pré-implantaire se concrétise au final par la constitution d'un dossier dans lequel devront nécessairement se trouver :

- les devis chirurgical et prothétique datés et signés.
- le consentement éclairé daté et signé.
- le questionnaire médical daté et signé.
- un dossier implantaire où toutes les informations et les conclusions collectées lors de l'étude sont consignés avec le plan de traitement arrêté.
- l'ensemble des documents radiographiques.
- le courrier établi avec le ou les correspondants.

Enfin, n'oublions pas que le guide chirurgical qui matérialise les résultats de l'étude, ne doit en aucun cas supplanter le sens clinique du chirurgien lors de la pose des implants. Et aussi, les considérations et les choix prothétiques pris lors de l'étude, seront toujours reconsidérés après la pose et la mise en fonction des implants afin de faire les choix définitifs des composants prothétiques.

Monastir, le ....

Avis des Directeurs de la Thèse   **Vu et permis d'imprimer**
                                        Le Doyen

Pr. Ali BEN RAHMA   **Pr. Ali BEN RAHMA**

Dr Karim MASMOUDI

Références

1. **Abdelkoui A, Fajri L, Benamar A, Abdedine A.**
   Le guide chirurgical en prothèse complète immédiate d'usage.
   Web J Dent 2011:6.3:6-11.

2. **Abelhedi M.**
   La prothèse totale chez le patient irradié [Thèse].
   Monastir: Faculté de Médecine Dentaire, 2012.

3. **Advisory Task Force on Bisphosphonate-related Ostenonecrosis of the Jaws. American Association of Oral and Maxillofacial Surgeons.**
   American Association of Oral and Maxillofacial Surgeons position paper on bisphosphonate-related osteonecrosis of the jaws.
   J Oral Maxillofac Surg 2007;65:369-76.

4. **Aït-Ameur A, Decat V, Treil J, Campan P, Teillet M, Le Gac O, Hauret L.**
   Nouveautés en implantologie: de l'aide au diagnostic à l'aide à la chirurgie.J
   Radiol 2009;90:624-33.

5. **Al-Ekrish AA, Ekram M.**
   A comparative study of the accuracy and reliability of multidetector computed tomography and cone beam computed tomography in the assessment of dental implant site dimensions.
   Dentomaxillofac Radiol 2011;40:67-75.

6. **Alissa R, Oliver R.**
   Influence of prognostic risk indicators on osseointegrated dental implant failure:a matched case-control analysis.
   J Oral Implantol 2011;38:51-61.

7. **Aspenberg P.**
   Bisphosphonates and implants.
   Acta Orthop 2009;80:119-23.

8. **Babiuc I, Tărlungeanu I, Păuna M.**
Cone beam computed tomography observations of the lingual foramina and their bony canals in the median region of the mandible.
Rom J Morphol Embryol 2011;52:827-9.

9. **Baig MR, Rajan M.**
Effects of smoking on the outcome of implant treatment: a literature review.
Indian J Dent Res 2007;18:190-5.

10. **Bellini CM, Romeo D, Galbusera F et al.**
A finite element analysis of tilted versus non-tilted implant configurations in edentulous maxilla.
Int J Prosthodont 2009;22:155-7.

11. ***Bernard Cannas et Luc Gillot***
L'hebdoe la médecine bucco-dentaire :région molaire
Information dentaire n°41/42 Vol. 94-28 novembre 2012

12. **Bilhan H.**
An alternative method to treat a case with severe maxillary atrophy by the use of angled implants instead of complicated augmentation procedures: a case report.
J Oral Implantol 2008;34:47-51.

13. **Boeckler AF, Zschiegner F, Voigt D, Setz JM.**
Tour d'horizon des attachements pour prothèse amovible complète supra-implantaire.
Quintessence Revue Internationale de Prothèse Dentaire 2011;4:298-315.

14. **Boivin N.**
Le support labial chez le patient totalement édenté: de l'évaluation à sa reconstruction [Thèse].
Nancy: Université de Lorraine, Faculté de Chirurgie Dentaire, 2013.

15. **Bornstein MM, Cionca N, Mombelli A.**
    Systemic conditions and treatments as risks for implant therapy.
    Int J Oral Maxillofac Implants 2009;24(Suppl):12-27.

16. **Bueno-Samper A, Hernández-Aliaga M, Calvo-Guirado JL.**
    The implant-supported milled bar overdenture: a literature review.
    Med Oral Patol Oral Cir Bucal 2010;15:e375-8.

17. **Calvacanti MG, Ruprecht A, Vannier MW.**
    3D volume rendering using multislice CT for dental implants.
    Dentomaxillofac Radiol 2002;31:218-23.

18. **Cavezian R, Fortin G, Pasquet G, Batard J.**
    Imagerie Cone Beam et implants: les points de vue conjoints du radiologue et du chirurgien.
    Implant 2009;15:165-88.

19. **Cavezian R, Pasquet G.**
    L'imagerie médicale en odontologie.
    Paris: CdP, 2005.

20. **Charrier M, de Valbray R.**
    Prothèse supra-implantaire stabilisée: critères de choix des systèmes d'attachement.
    Le Fil Dentaire 2011;62:11-4.

21. **Chau AC, Fung K.**
    Comparison of radiation dose for implant imaging using conventional spiral tomography, computed tomography, and cone-beam computed tomography.
    Oral Pathol Oral Radiol Endod 2009;107:559-565.

22. **Chiche GJ, Pinault A.**
    Artistic and scientific principles applied to esthetic dentistry. In: Chiche GJ, Pinault A, eds. Esthetics of anterior fixed prosthodontics.
    Chicago (IL): Quintessence Publishing, 1994:13-22.

23. **Corroy AS.**
    Protocole All-on-4 [Thèse].
    Nancy: Université de Loraine, Faculté de Chirurgie Dentaire, 2012.

24. **Czerninski R, Eliezer M, Wilensky A, Soskolne A.**
    Oral lichen planus and dental implants - a retrospective study.
    Clin Implant Dent Relat Res 2013;15:234-42.

25. **Dada K, Daas M, Malò P.**
    Esthétique et implants pour l'édenté complet maxillaire.
    Paris: Quintescence International, 2011:250.

26. **Davarpanah M, Abdul-Sater S, Martinez H, Szmukler-Moncler S.**
    Le diagnostic pré-implantaire. In: Davarpanah M, Szmukler-Moncler S, Khoury PM, Jakubowicz-Kohen B, Martinez H, eds. Manuel d'implantologie clinique (2ème édition).
    Paris: CdP, 2008:125-55.

27. **Davarpanah M, Khoury PM, Szmukler-Moncler S, Martinez H.**
    Protocoles chirurgicaux en implantologie. In: Davarpanah M, Szmukler-Moncler S, Khoury PM, Jakubowicz-Kohen B, Martinez H, eds. Manuel d'implantologie clinique (2ème édition).
    Paris: CdP, 2008:157-231.

28. **Davarpanah M, Szmukler-Moncler S.**
    Théorie et pratique de la mise en charge immédiate.
    Paris: Quintessence International, 2007:359.

29. **Davo Rodriguez R, Malevez C, Rojas J.**
    Immediate function in atrophic upper jaw using Zygoma implants: a preliminary study.
    J Prosthet Dent 2007;97(suppl):44-51.

30. **Dawood A, Brown J, Sauret-Jackson V, Purkayastha S.**
    Optimization of cone beam CT exposure for pre-surgical evaluation of the implant site.
    Dentomaxillofac Radiol 2012;41:70-4.

31. **de Deco CP , da Silva Marchini AM, Barbara MA et al.**
    Negative effects of alcohol intake and estrogen deficiency combination on osseointegration in a rat model.
    J Oral Implantol 2011;37:633-9.

32. **Degorce T.**
    L'étude pré-implantaire dans le traitement de l'édentement partiel Approche chronologique.
    Synergie Prothétique 2001;3:167-82.

33. **Diz P, Scully C, Sanz M.**
    Dental implants in the medically compromised patient.
    J Dent 2013;41:195-206.

33'Gilbert D,Pierre G

recommandation pour la prise en charge des patients sous traitement anti-vitamines K

Medecine buccale, chrurgie buccale :vol 12, n°4 2006

33 '' Jacky S, Cédric M.

prise en charge des patients sous agents antiplaquettaires en odontostomatologie, recommandations

Medecine buccale, chirurgie buccale : vol11, n°2005

34. **Feijoo JF, Bugallo J, Limeres J, Peñarrocha D, Peñarrocha M, Diz P.**
    Inherited epidermolysis bullosa: an update and suggested dental care considerations.
    J Am Dent Assoc 2011;142:1017-25.

35. **Feijoo JF, Limeres J, Diniz M, Del Llano A, Seoane J, Diz P.**
Osseointegrated dental implants in patients with intellectual disability: a pilot study.
Disabil Rehabil 2012;34:2025-30.

36. **Gaetti-Jardim EC, Santiago-Junior JF, Goiato MC et al.**
Dental implants in patients with osteoporosis: a clinical reality?
J Craniofac Surg 2011;22:1111-3.

37. **Georgel S.**
La chirurgie implantaire guidée assistée par ordinateur [Thèse].
Nancy: Université de Loraine, Faculté de Chirurgie Dentaire, 2012.

38. **Goss A, Bartold M, Sambrook P, Hawker P.**
The nature and frequency of bisphosphonate-associated osteonecrosis of the jaws in dental implant patients: a South Australian case series.
J Oral Maxillofac Surg 2010;68:337-43.

39. **G.Teman, A. Lacan, M.Suissa, L.Sarazin**
Stratégie des explorations en imagerie maxillofaciale
EMC-Dentisterie Volume 1, Issue 3, August 2004, Pages 334-344

40. **Hamza B.**
Apport des systèmes mini-implants en prothèse adjointe [Thèse].
Monastir: Faculté de Médecine Dentaire, 2012.

41. **Hauret L, Hodez C.**
Nouveauté en radiologie dento-maxillofaciale: la tomographie volumétrique à faisceau conique.
J Radiol 2009;90:604-17.

42. **Heitz-Mayfield LJ.**
Peri-implant diseases: diagnosis and risk indicators.
J Clin Periodontol 2008;35:292-304.

43. **Hernández G, Lopez-Pintor RM, Arriba L, Torres J, de Vicente JC.**
    Implant treatment in patients with oral lichen planus: a prospective-controlled study.
    Clin Oral Implants Res 2012;23:726-32.

44. **Inbarajan A, Veeravalli PT, Vaidyanathan AK, Grover M.**
    Short-term evaluation of dental implants in a diabetic population: an *in vivo* study.
    J Adv Prosthodont 2012;4:134-8.

45. **Jacobs R, Adriansens A, Verstreken K, Suetens P, van Steenberghe D.**
    Predictability of a three-dimensional planning system for oral implant surgery.
    Dentomaxillofac Radiol 1999;28:105-11.

46. **Jacobsen C, Metzler P, Rössle M, Obwegeser J, Zemann W, Gratz KW.**
    Osteopathology induced by bisphosphonates and dental implants: clinical observations.
    Clinical Oral Investig 2013;17:167-75.

47. **Javed F, Al-Hezaimi K, Al-Rasheed A, Almas K, Romanos GE.**
    Implant survival rate after oral cancer therapy: a review.
    Oral Oncol 2010;46:854-9.

48. **Javed F, Almas K.**
    Osseointegration of dental implants in patients undergoing bisphosphonate treatment: a literature review.
    J Periodontol 2010;81:479-84.

49. **Javed F, Romanos GE.**
    Impact of diabetes mellitus and glycemic control on the osseointegration of dental implants: a systematic literature review.
    J Periodontol 2009;80:1719-30.

50. **John J, Rangarajan V, Savadi RC, Satheesh Kumar KS, Satheesh Kumar P.**
    A finite element analysis of stress distribution in the bone, around the implant supporting a mandibular overdenture with ball/o ring and magnetic attachment.
    J Indian Prosthodont Soc 2012;12:37-44.

51. **Kamburoğlu K, Murat S, Kolsuz E, Kurt H, Yüksel S, Paksoy C.**
    Comparative assessment of subjective image quality of cross-sectional cone-beam computed tomography scans.
    J Oral Sci 2011;53:501-8.

52. **Karoussis IK, Müller S, Salvi GE, Heitz-Mayfield LJ, Bräger U, Lang NP.**
    Association Between periodontFal and peri-implant conditions: a 10-year prospective study.
    Clin Oral Implants Res 2004;15:1-7.

53. **Karthikeyan I, Desai SR, Singh R.**
    Short implants: A systematic review.
    J Indian Soc Periodontol 2012;16:302-12.

54. **Kim HY, Lee JY, Shin SW, Bryant SR.**
    Attachment systems for mandibular implant overdentures: a systematic review.
    J Adv Prosthodont 2012;4:197-203.

55. **Komiyama O, Lobbezoo F, De Laat A et al.**
    Clinical management of implant prostheses in patients with bruxism.
    Int J Biomater 2012;2012:369063.

56. **Kos M, Kuebler JF, Luczak K, Engelke W.**
    Bisphosphonate-related osteonecrosis of the jaws:a review of 34 cases and evaluation of risk.
    J Craniomaxillofac Surg 2010;38:255-9.

57. **Krennmair G, Seemann R, Piehslinger E.**
Dental implants in patients with rheumatoid arthritis:clinical outcome and peri-implant findings.
J Clin Periodontol 2010;37:928-36.

58. **Laurito D, Lamazza L, Spink MJ, De Biase A.**
Tissue-supported dental implant prosthesis (overdenture): the search for the ideal protocol. A literature review.
Ann Stomatol (Roma) 2012;3:2-10.

59. **Lee DJ.**
Performance of attachments used in implant-supported overdentures: review of trends in the literature.
J Periodontal Implant Sci 2013;43:12-7.

60. **Lekholm U, Zarb GA.**
Patient selection and preparation. In: Brånemark PI, Zarb GA, Albrektsson T, eds. Tissue-integrated prostheses: osseointegration in clinical dentistry.
Chicago: Quintessence Publishing, 1985:199-209.

61. **Lindeboom JA, van Wijk AJ.**
A comparison of two implant techniques on patient-based outcome measures:a report of flapless vs. conventional flapped implant placement.
Clin Oral Implants Res 2010;21:366-70.

62. **Lops D, Bressan E, Pisoni G, Cea N, Corazza B, Romeo E.**
Short implants in partially edentuolous maxillae and mandibles: a 10 to 20 years retrospective evaluation.
Int J Dent 2012;2012:351793.

63. **Madrid C, Sanz M.**
What impact do systemically administered bisphosphonates have on oral implant therapy? A systematic review.
Clin Oral Implants Res 2009;20:87-95.

64. **Madrigal C, Ortega R, Meniz C, López-Quiles J.**
Study of available bone for interforaminal implant treatment using cone-beam computed tomography.
Med Oral Patol Oral Cir Bucal 2008;13:E307-12.

65. **Maggay A.**
Piliers coniques angulés Zimmer Dental®. Solution pour les protocoles d'implants inclinés.
Implant 2012;N° Spécial:S111-4.

66. **Mancha de la Plata M, Gías LN, Díez PM et al.**
Osseointegrated implant rehabilitation of irradiated oral cancer patients.
J Oral Maxillofac Surg 2012;70:1052-63.

67. **Manfredini D, Poggio CE, Lobbezoo F.**
Is Bruxism a risk factor for dental implants? A systematic review of the literature.
Clin implant Dent Relat Res 2012 Nov 13. doi:10.1111/cid.12015. [Epub ahead of print]

68. **Marchand F, Raskin A, Dionnes-Hornes A et al.**
Dental implants and diabetes: conditions for success.
Diabetes Metab 2012;38:14-9.

69. **Marchand F, Raskin A, Dionnes-Hornes A et al.**
Dental implants and diabetes:conditions for success.
Diabetes Metab 2012;38:14-9.

70. **Margossian P, Mariani P, Laborde G.**
Guides radiologiques et chirurgicaux en implantologie.
EMC (Elsevier Masson), Médecine buccale, 28-820-K-10, 2009.

71. **Maurer P, Sandulescu T, Kriwalsky MS et al.**
Bisphosphonate-related osteonecrosis of the maxilla and sinusitis maxillaris.
Int J Oral Maxillofac Surg 2011;40:285-91.

72. **Melilli D, Rallo A, Cassaro A.**
    Implant overdentures: recommendations and analysis of the clinical benefits.
    Minerva Stomatol 2011;60:251-69.

73. **Mellado-Valero A, Ferrer-García JC, Calvo-Catalá J, Labaig-Rueda C.**
    Implant treatment in patients with osteoporosis.
    Med Oral Patol Oral Cir Bucal 2010;15:e52-7.

74. **Mellado-Valero A, Ferrer-García JC, Calvo-Catalá J, Labaig-Rueda C.**
    Implant treatment in patients with osteoporosis.
    Med Oral Patol Oral Cir Bucal 2010;15:e52-7.

75. **Mellinger G.**
    Intérêt des implants en prothèse amovible complète: concepts actuels et guide de mise en œuvre chirurgical et prothétique [Thèse].
    Nancy: Université de Lorraine, Faculté de Chirurgie Dentaire, 2011.

76. **Morbach T, Kunkel M, Nolken R, Wagner W.**
    Les implants chez le patient âgé.
    Titane 2009;6:

77. **Oliveira MA, Gallottini M, Pallos D, Maluf PS, Jablonka F, Ortega JL.**
    The success of endosseous implants in human immunodeficiency virus-positive patients receiving antiretroviral therapy:a pilot study.
    J Am Dent Assoc 2011;142:1010-6.

78. **Otomo-Corgel J.**
    Osteoporosis and osteopenia: implications for periodontal and implant therapy.
    Periodontol 2000 2012;59:111-39.

79. **Postaire M, Rignon-Bret C, Daas M, Renouard F, Rignon-Bret JM.**
Conception des prothèses amovibles complètes supra-implantaire mandibulaire: description et chronologie de traitement.
Real Clin 2003;14:199-212.

80. **Pozzi A, Gargari M, Barlattani A.**
CAD/CAM technologies in the surgical and prosthetic treatment of the edentulous patient with biomymetic individualized approach.
Oral Implantol (Roma) 2008;1:2-14.

81. **Preoteasa E, Meleşcanu-Imre M, Preoteasa CT, Marin M, Lerner H.**
Aspects of oral morphology as decision factors in mini-implant supported overdenture.
Rom J Morphol Embryol 2010;51:309-14.

82. **Rignon-Bret C, Descamp F, Bernaudin E et al.**
Stratégie de traitement en prothèse amovible complète supra-implantaire mandibulaire.
Real Clin 2003;4:141-59.

83. **Rignon-Bret C, Rignon-Bret JM.**
Prothèse amovible complète. Prothèse immédiate. Prothèse supra radicualire et implantaire.
Paris: CdP, 2002.

84. **Rignon-Bret C.**
Attachements et prothèses complètes supra-radiculaires et supra-implantaire.
Paris: CdP, 2008.

85. **Rilo B, Fernández-Formoso N, Dasilva L, Santana U.**
A prosthetic alternative for severely angled implants beneath a maxillary overdenture: a clinical report.
J Prosthodont 2013;22(3):214-6.

86. **Romano MM, Soares MS, Pastore CA, Tornelli MJ, de Oliveira Guaré R, Adde CA.**
A study of effectiveness of midazolam sedation for prevention of myocardial arrhythmias in endosseous implant placement.
Clin Oral Implants Res 2012;23:489-95.

87. **Sarmento HR, Dantas RV, Pereira-Cenci T, Faot F.**
Elements of implant-supported rehabilitation planning in patients with bruxism.
J Craniofac Surg. 2012;23:1905-9.

88. **Shin EY, Kwon YH, Herr Y, Shin SI, Chung JH.**
Implant failure associated with oral bisphosphonate-related osteonecrosis of the jaw.
J Periodontal Implant Sci 2010;40:90-5.

89. **Simonet P.**
Prothèse implanto-portée: Le projet implantaire.
J Soc Odontol Paris 2011;6:26.

90. **Souza JG, Neto AR, Filho GS, Dalago HR, de Souza Júnior JM, Bianchini MA.**
Impact of local and systemic factors on additional peri-implant bone loss.
Quintessence Int 2013;44:415-24.

91. **Taguchi T, Fukuda K, Sekine H, Kakizawa T.**
Intravenous sedation and hemodynamic changes during dental implant surgery.
Int J Oral Maxillofac Implants 2011;26:1303-8.

92. **Tanaka TI, Chan HL, Tindle DI, Maceachern M, Oh TJ.**
Updated clinical considerations for dental implant therapy in irradiated head and neck cancer patients.
J Prosthodont 2013 Feb. 6. doi:10.1111/jopr.12028. [Epub ahead of print]

93. *Tobias Otto, Uwe Held, Dennis Rohner*

Les implants zygomatiques : Une alternative thérapeutique en cas d'atrophie sévère du maxillaire
Suisse Odontostomatol Vol.120 1/2010

94. **Trisi P, Rao W.**

    Bone classification: clinical-histomorphometric comparison.
    Clin Oral Implant Res 1999;10:1-7.

95. **Vazquez L, Saulacic N, Belser U, Bernard JP.**

    Efficacy of panoramic radiographs in the preoperative planning of posterior mandibular implants: a prospective clinical study of 1527 consecutively treated patients.
    Clin Oral Implants Res 2008;19:81-5.

96. **Vigarios E, Destruhaut F, Alloh Amichia YC, Toulouse E, Pomar P.**

    Facteurs d'orientation de la réhabilitation en cancérologie cervico-faciale.
    EMC (Elsevier Masson), Médecine buccale, 28-565-M-10, 2010.

97. **Weinlander M, Krennmair G, Piehslinger E.**

    Implant prosthodontic rehabilitation of patients with rheumatic disorders: a case series report.
    Int J Prosthodont 2010;23:22-8.

98. **Wismeijer D, Casentini P, Gallucci G, Chiapasco M.**

    ITI Treatment Guide. Volume 4: Protocoles de mise en charge en implantologie dentaire. Patients édentés.
    Chicago (IL): Quintessence Publishing Co, 2010:233.

Références Internet:

99. Bicon.

Implants courts Bicon.

[Consulté le 18/01/2013], disponible à partir de l'URL:

http://www.bicon.com/downloads/pdf/Bicon_ShortImplant_FR.pdf

100. Debenham C.

The short implant: A long time coming.

[Consulté le 18/01/2013], disponible à partir de l'URL:

http://www.ppdentistry.com/dental-clinical-articles/article/the-short-implant

101. *Institut français de chirurgie du nez et des sinus*

Sinusite et implants dentaire : condition ORL de sécurité d'une implantation dentaire

*www.institut-nez.fr/autres...du.../sinusite-et-**implants**-**dentaires**-38.html*

102. Janati G, Kaoun K, Andoh A.

L'enregistrement physiologique du plan d'occlusion en prothèse adjointe totale: à propos de la technique de Paterson.

[Consulté le 18/01/2013], disponible à partir de l'URL:

http://www.lecourrierdudentiste.com/dossiers-du-mois/lenregistrement-physiologique-du-plan-docclusion-en-prothese-adjointe-totale-a-propos-de-la-technique-de-paterson.html

103. Lakehal F.

Les prothèses totales implanto-portées: L'attachement Locator.

[Consulté le 18/01/2013], disponible à partir de l'URL:

http://expertpctracker.com/temp/fcdentaire/upload/diapo/82429353edda06 0e9bf4c01c1e70602e.pdf

104. **Straumann.**

    Systèmes d'ancrages pour prothèses hybrides implanto-portées.

    [Consulté le 18/01/2013], disponible à partir de l'URL:
    http://www.straumann.fr/content/dam/internet/xy/resources/brochurecatalogue/brochures/fr/153.252_low.pdf

105. **Wambeke N, Cetik S, Evrard L, Atash R.**

    Comparaison de systèmes d'attachement pour prothèse complète sur implants.

    [Consulté le 18/01/2013], disponible à partir de l'URL:
    http://www.raminatash.be/article/Comparaison%20de%20systemes%20d%27attachement.pdf

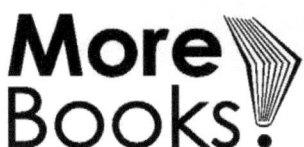
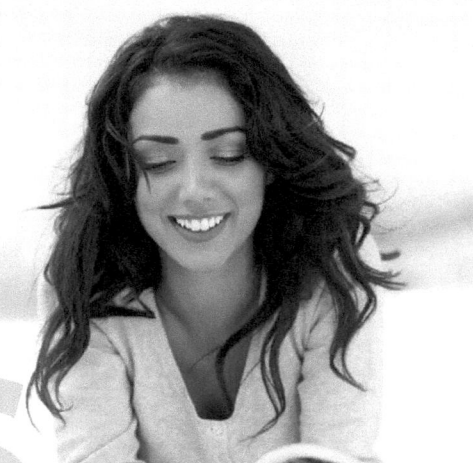

Oui, je veux morebooks!

I want morebooks!

Buy your books fast and straightforward online - at one of the world's fastest growing online book stores! Environmentally sound due to Print-on-Demand technologies.

Buy your books online at
www.get-morebooks.com

Achetez vos livres en ligne, vite et bien, sur l'une des librairies en ligne les plus performantes au monde!
En protégeant nos ressources et notre environnement grâce à l'impression à la demande.

La librairie en ligne pour acheter plus vite
www.morebooks.fr

SIA OmniScriptum Publishing
Brivibas gatve 1 97
LV-103 9 Riga, Latvia
Telefax: +371 68620455

info@omniscriptum.com
www.omniscriptum.com

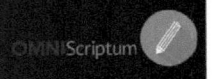

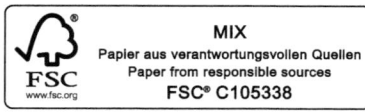

Printed by Books on Demand GmbH, Norderstedt / Germany